Susan Branson

ALLESKÖNNER INGWER

Bibliografische Information der Deutschen Nationalbibliothek
Die Deutsche Nationalbibliothek verzeichnet diese Publikation in der Deutschen Nationalbibliografie. Detaillierte bibliografische Daten sind im Internet über http://dnb.d-nb.de abrufbar.

Für Fragen und Anregungen
info@rivaverlag.de

Wichtige Hinweise
Dieses Buch ist für Lernzwecke gedacht. Es stellt keinen Ersatz für eine individuelle medizinische Beratung dar und sollte auch nicht als solcher benutzt werden. Wenn Sie medizinischen Rat einholen wollen, konsultieren Sie bitte einen qualifizierten Arzt. Der Verlag und die Autorin haften für keine nachteiligen Auswirkungen, die in einem direkten oder indirekten Zusammenhang mit den Informationen stehen, die in diesem Buch enthalten sind.

Ausschließlich zum Zweck der besseren Lesbarkeit wurde auf eine genderspezifische Schreibweise sowie eine Mehrfachbezeichnung verzichtet. Alle personenbezogenen Bezeichnungen sind somit geschlechtsneutral zu verstehen.

1. Auflage 2023

Türkenstraße 89
80799 München
Tel.: 089 651285-0
Fax: 089 652096

Die englischsprachige Originalausgabe erschien 2017 bei Familius, PO Box 1249, Reedley California 93654, USA, vermittelt durch DropCap Rights Agency, unter dem Titel *101 Amazing Uses for Ginger: Reduce Muscle Pain, Fight Motion Sickness, Heal the Common Cold, and 98 More!*

Übersetzung: Martin Rometsch
Redaktion: Inez Ulrich
Umschlaggestaltung: Manuela Amode, München
Umschlagabbildung: shutterstock/Pixel-Shot, chalrumpon onnongwa, RaulAlmu
Satz: Röser MEDIA GmbH & Co. KG, Karlsruhe
Druck: CPI books GmbH, Leck
Printed in the EU

ISBN Print 978-3-7423-2264-7
ISBN E-Book (PDF) 978-3-7453-2062-6
ISBN E-Book (EPUB, Mobi) 978-3-7453-2063-3

Susan Branson

ALLESKÖNNER INGWER

Die natürliche Kraft der Superwurzel

- Idealer Nährstofflieferant für die Gesundheit
- Sanfte und wirksame Hilfe gegen Beschwerden
- Schonende Pflege für Haut und Haar

riva

Inhalt

Einleitung

Was ist das nur für eine knotige Wurzel?

Die meisten Leute kennen den Ingwer als gelbes Gewürz in der Backabteilung des Lebensmittelgeschäfts. Er gehört zur gleichen Familie wie die Gelbwurz und der Kardamom, zwei andere bekannte Gewürze. Frisch gekauft, hat er eine beige bis braune Haut, die knotige, fingerähnliche *Rhizome* bedeckt, also horizontale unterirdische Stiele der Pflanze, aus denen der aufrechte Stängel und die Wurzeln der Pflanze entspringen. Unter der Haut befindet sich das wundervoll aromatische bernsteinfarbene bis gelbe Fleisch. Schneidet man es ein, nimmt man einen würzigen, zitronigen und scharfen Duft wahr.

Man findet die Ingwerwurzel in Geschäften auf der ganzen Welt, aber sie stammt aus den wärmeren Regionen Asiens, vor allem aus Indien und China. Heute wird sie auch in Australien, Brasilien, Jamaika, Westafrika und Teilen der USA angebaut. Der Ingwer ist eine winterharte Pflanze, die jedes Jahr sprießt. Sie hat lange, schmale grüne Blätter und grünpurpurne Blüten, die ein wenig wie Orchideen aussehen.

Ingwer enthält im Rhizom mehr als 115 chemische Bestandteile, von denen mindestens 14 bioaktiv sind. Die Hauptgruppe der bioaktiven Bestandteile bilden *Gingerole* und

Shogaole, deren Menge davon abhängt, wo der Ingwer angebaut wurde und ob er frisch, getrocknet oder verarbeitet ist.

Besonders die Gingerole verleihen dem Ingwer sein stechendes Aroma. Man nimmt an, dass sie für die meisten pharmakologischen Eigenschaften verantwortlich sind. Deshalb kann der Ingwer viele unterschiedliche und spürbare Wirkungen in unserem Körper entfalten. Ingwer wird nach dem Verzehr verstoffwechselt und leicht aufgenommen,[1] das heißt, er wird in seine chemischen Bestandteile zerlegt, die der Körper dann verwertet und von denen er auf vielfältige Weise profitiert. Ingwer wirkt unter anderem entzündungshemmend, brechreizhemmend, fiebersenkend, hustenlindernd und antibiotisch. Dieses Buch zeigt, wie Sie Ingwer anwenden, um eine unglaubliche Zahl von Beschwerden vom Schnupfen bis hin zu Krebs zu behandeln, und wie Sie ihn für eine natürliche Schönheitspflege nutzen.

Woher kommt er?

Ingwer hat die Zeiten überdauert. Er hat seinen Ursprung in den schönen Urwäldern Südasiens und wird schon seit 5000 Jahren angebaut und heiß begehrt. Unsere Vorfahren hatten also ein gutes Gespür. Man glaubt, dass die Inder und Chinesen den Ingwer als Erste verwendeten, um ihre Krankheiten zu behandeln und ihre Speisen und Getränke zu würzen. Chinesische Aufzeichnungen lassen darauf schließen, dass Menschen, die Ingwer anbauten, wohlhabend waren, weil sie wahrscheinlich damit handelten. Selbst Konfuzius war ein Ingwerliebhaber und verzichtete angeblich beim Essen nie darauf.

Vor mehr als 2000 Jahren brachten arabische Kaufleute Ingwer von Indien nach Rom, wo die Einwohner ihn ausgiebig wegen seiner medizinischen Wirkungen nutzten, bis das Römische Reich unterging. *Pedanius Dioscurides,* ein griechischer Arzt, der durch das Römische Reich reiste, sammelte vor Ort Heilkräuter und schrieb seine Befunde auf. Später stellte er aus seinen Notizen das Buch *De Materia Medica* zusammen, ein umfangreiches Nachschlagewerk über die medizinischen Wirkungen von über 1000 Kräutern. Er schrieb, Ingwer sei »sehr gut mit Fleisch in Soßen oder anderen Würzen; denn er tut dem Magen wohl und widersetzt sich mit Erfolg jeder Finsternis des Lichtes. Insofern gleicht er dem Pfeffer«.[2] Zweifellos wurde Ingwer als Verdauungshilfe, zum Würzen und als wärmendes Mittel verwendet. Die Griechen schätzten ihn so sehr, dass sie ihn in ihr Brot mischten und so das erste Ingwerbrot (gewissermaßen der herzhafte Vorgänger des süßen Lebkuchens, wie man ihn heute kennt) buken.

Leider geriet der Ingwer nach dem Fall Roms in Europa bis zum 11. Jahrhundert in Vergessenheit. Nur der schwarze Pfeffer wurde noch später wiederentdeckt: im 14. Jahrhundert. Ein Pfund Ingwer war damals so viel wert wie ein Schaf. Königin Elisabeth I. war dafür bekannt, eingelegten Ingwer besonders zu schätzen, auch als Zutat in Süßspeisen. Man schreibt ihr die Erfindung des Lebkuchenmannes zu, der heute noch bei Kindern beliebt ist.

Gegen Ende des Mittelalters und mit Beginn der Weltreisen gelangte der Ingwer mit den spanischen Eroberern in die Neue Welt. Den Rest der Welt erreichte er mit westeuropäischen Entdeckern und Reisenden. Bald genossen alle diese großartige Pflanze.

Wie kauft und lagert man Ingwer am besten?

Frischer Ingwer ist in fast allen Lebensmittelgeschäften erhältlich. Er hat den höchsten Gehalt an dem aktiven Bestandteil Gingerol und ist aromatischer als andere Ingwerprodukte. Junger Ingwer wird nach fünf Monaten geerntet und ist noch nicht reif. Die Haut ist dünn und essbar, das Rhizom zart, der Geschmack mild. Er hat rosa Spitzen und ist heller als reifer Ingwer. Reifer Ingwer wird ein paar Monate später geerntet und hat eine zähere Haut, die man vor dem Verzehr sorgfältig entfernen muss. Die Haut sollte glatt und fest sein und glänzen. Wer es schärfer mag, wählt diese Wurzeln. Kaufen Sie keinen zu alten Ingwer. Frischer Ingwer verliert Feuchtigkeit und wird dann holzig und faserig. Meiden Sie verschrumpelte oder schimmlige Wurzeln – sie sind mit Sicherheit verdorben. Bewahren Sie Ihren frischen Ingwer ungeschält bis zu drei Wochen im Kühlschrank und sechs Monate oder länger in der Gefriertruhe auf.

Ingwerpulver ist getrocknetes, gemahlenes Rhizom. Man findet es im Gewürzregal des Supermarkts. Kandierter Ingwer wird in Zuckersirup gekocht, an der Luft getrocknet und in Zucker gewälzt. Sowohl das Pulver als auch den kandierten Ingwer können Sie bis zu zwei Jahre lang in einem fest verschlossenen Behälter an einem kühlen, dunklen, trockenen Platz aufbewahren – zum Beispiel im Küchenschrank –; nach sechs Monaten verliert er jedoch allmählich seine Kraft.

In süßem Essig eingelegter Ingwer ist entweder hellrot oder rosafarben. Früher gab es ihn nur in Asia-Läden, doch heute ist er auch in vielen Lebensmittelgeschäften erhältlich. Sie können ihn in einem verschlossenen Behälter problemlos zwei bis drei Monate im Kühlschrank aufbewahren.

Konservierter Ingwer besteht aus frischen jungen Wurzeln, die geschält, in Scheiben geschnitten und in einer Zucker-Salz-Mischung gekocht wurden. Man bekommt ihn in Asia-Läden und Fachmärkten. Im Küchenschrank ist er bis zu zwei Jahre lang haltbar.

Getrocknete Wurzeln sind ganzer oder in Scheiben geschnittener Ingwer, der in der Sonne, im Herd oder im Dörrautomat getrocknet wurde. In einem verschlossenen Behälter können Sie ihn bis zu zwei Jahre lang aufbewahren.

Wie bereitet man Ingwer am besten zu und wie verwendet man ihn?

Frischen Frühlingsingwer brauchen Sie nicht zu schälen; reifen Ingwer schälen Sie mit einem Messer oder Gemüseschäler. Dann können Sie ihn in Scheiben schneiden, raspeln, fein hacken, stifteln oder pürieren. Viele Gerichte verlangen nach Ingwer als Gewürz. Ingwerpulver oder gemahlener Ingwer wird im Wesentlichen wie frischer Ingwer verwendet, aber die Mengenangaben sind unterschiedlich. Sie können einen Esslöffel frischen Ingwer durch etwa einen sechstel Teelöffel gemahlenen Ingwer ersetzen. Für herzhafte Gerichte wie Gemüsepfannen und Suppen eignet sich frischer Ingwer meist besser. Für Backwaren, zum Beispiel Ingwerbrot, Lebkuchen oder Kürbiskuchen, und für würzige Getränke wie Ingwertee und Ginger Ale ist gemahlener Ingwer zu empfehlen. In gewürzten Getränken wird

Ingwer schon seit Langem verwendet. Im 19. Jahrhundert boten englische Pubs ihren Gästen Ingwer an, um ihn ins Bier zu streuen.

Kandierter Ingwer wird nicht zum Würzen benutzt, sondern um Gerichte süßer und aromatischer zu machen. Man findet ihn oft in Chutneys, Konserven, Süßwaren und Glasuren. Konservierter Ingwer ist süßer und wird meist Desserts beigegeben. Eingelegten Ingwer isst man, um den Atem zu erfrischen oder um zwischendurch den Gaumen zu reinigen, wenn man Sushi oder Sashimi isst.

Als Ergänzungsmittel ist Ingwer ebenfalls erhältlich. Die Kapseln werden als Naturheilmittel beworben, die Angst, Übelkeit und Verdauungsbeschwerden lindern, die Gesundheit der Geschlechtsorgane und des Herz-Kreislauf-Systems verbessern und das seelische und körperliche Wohlbefinden fördern. Man kann sie im Internet und in Drogeriemärkten kaufen.

Viele Schönheitsprodukte enthalten Ingwer als Zutat. In Seifen und Kosmetika dient er als Duftstoff, aber das größte Interesse gilt den Wirkungen, die Ingwer auslöst: Er sorgt für volles, glänzendes Haar, glatte und starke Nägel und straffe, saubere Haut.

Wie viel soll ich nehmen?

Wie viel Ingwer Sie essen dürfen, hängt von Ihrem Alter ab. In den meisten Studien zum Ingwer wurden 120 Milligramm (eine Prise) bis zu drei Gramm (zwei gestrichene

Teelöffel) täglich verwendet. In der Regel sollten Sie nicht mehr als vier Gramm (zwei gehäufte Teelöffel) am Tag essen. Denken Sie daran, dass alles, was wir dem Körper zuführen, eine Wirkung hat. Deshalb ist die geringste wirksame Dosis die beste, wenn wir Nahrungsmittel für therapeutische Zwecke nutzen wollen.

Kindern unter zwei Jahren sollten Sie keinen Ingwer geben. Ältere Kinder und Teenager können täglich ein bis zwei Gramm (½ bis 1 Teelöffel) Ingwer essen, um Übelkeit, Magenkrämpfe und Kopfschmerzen zu lindern. Die Dosis hängt vom Körpergewicht ab. Fragen Sie also Ihren Arzt, welche Dosis für Ihr Kind geeignet ist. Auch Schwangere sollten einen Arzt konsultieren, bevor sie Ingwer essen. Er gilt als unbedenklich für das werdende Kind, aber man muss Krankheiten und Arzneimittelwechselwirkungen berücksichtigen.

Ist es unbedenklich, Ingwer zu essen?

Die amerikanische Arzneimittelbehörde FDA stuft Ingwer als unbedenklichen Lebensmittelzusatz ein. Die meisten Menschen vertragen Dosen unter fünf Gramm (drei gestrichene Teelöffel) am Tag; größere Mengen können Magenschmerzen, Sodbrennen, Durchfall, Benommenheit oder Mund- und Rachenbeschwerden auslösen. Auf der Haut kann Ingwer einen Ausschlag hervorrufen; das gilt erst recht für konzentriertes Ingweröl.

Wenn Sie Medikamente einnehmen, kann Ingwer zu Wechselwirkungen führen. Jeder Mensch ist einzigartig, deshalb sind unerwartete Reaktionen bei jedem möglich. Medikamente, die die Blutgerinnung und das Verkleben von Blutplättchen hemmen, können zusammen mit Ingwer in sehr hohen Dosen das Blutungsrisiko vergrößern. Antidiabetika und zu viel Ingwer können den Blutzuckerspiegel zu stark senken. Kalziumkanalblocker und Ingwer senken den Blutdruck bisweilen zu stark. Wie immer sollten Sie mit Ihrem Arzt sprechen, bevor Sie mit der Einnahme eines neuen Ergänzungsmittels beginnen, um herauszufinden, ob gefährliche Wechselwirkungen mit Medikamenten möglich sind.

1
Für schlaue Feinschmecker

Nährstoffschub: Vitamine

Ingwer ist eine gute Quelle für lebenswichtige Vitamine. Verglichen mit anderen Lebensmitteln wie Fleisch, Vollkornprodukten und Gemüse konsumieren Sie Ingwer nur in kleinen Mengen. Deshalb ist auch die Menge der Vitamine, die Sie mit dem Ingwer aufnehmen, gering, aber bedeutsam. Die Vitamine B_1, B_3, B_6, C und E sowie Folat im Ingwer spielen jeweils eine wichtige Rolle beim Wachstum, bei der Verdauung, bei der Ausscheidung und bei der Vitalität. Mit Ausnahme der Vitamine, die der Körper selbst herstellt (zum Beispiel einige B-Vitamine und Vitamin K), können wir die meisten Vitamine nur mit der Nahrung aufnehmen.

Ingwer enthält sowohl wasserlösliche als auch fettlösliche Vitamine. Wasserlöslich sind vor allem die B-Vitamine und Vitamin C. Sie werden im Körper nicht gespeichert und wirken daher nach dem Verzehr nur einige Stunden, bevor sie ausgeschieden werden. Deshalb ist es sehr wichtig, B-Vitamine und Vitamin C täglich zu sich zu nehmen. Die fettlöslichen Vitamine speichert der Körper im Fettgewebe und nutzt sie, sobald er sie benötigt. Da wir bei ausreichender Nahrungszufuhr reichlich fettlösliche Vitamine aufnehmen, kann der Körper beim Fasten lange Zeit auf sie verzichten. Ingwer als Teil einer nährstoffreichen Kost liefert diese Vitamine in genügender Menge.

Vitamin B_1

Dieses Vitamin, auch Thiamin genannt, unterstützt den Kreislauf und die Blutbildung und verhindert, dass sich in den Arterienwänden Fett ablagert. Außerdem fördert es die Bildung der Myelinschicht, die einige Nerven einhüllt und für ihre normale Funktion notwendig ist. Bei Vitamin-B_1-Mangel neigen die Nerven eher zu Entzündungen.

Auch die Verdauung leidet unter Vitamin-B_1-Mangel. Thiamin wird für die Bildung von Salzsäure benötigt, die im Magen die Nahrung zerlegt. Es sorgt für einen normalen Muskeltonus im Magen und im Darm und hilft, den Nahrungsbrei durch den Verdauungskanal zu befördern. Studien belegen, dass ein Mangel an Vitamin B_1 zu Magen-Darm-Störungen, unregelmäßigem Herzschlag, Nervenstörungen, Depression und Müdigkeit führen kann.

Vitamin B_3

Dieses Vitamin hat mehrere Namen, wobei aber die Bezeichnung *Niacin* am weitesten verbreitet ist. Es ist an mehr als 50 Stoffwechselvorgängen im Körper beteiligt und wird für die Zerlegung von Kohlenhydraten, Fetten und Proteinen benötigt. Wie das Vitamin B_1 ist auch Niacin für die Bildung von Magensäure notwendig. Zudem unterstützt es die Verdauung, weil es maßgeblich an der Produktion von Gallensekret und Magensaft beteiligt ist.

Außerdem stimuliert Niacin den Kreislauf und senkt den Cholesterinspiegel. Es ist sehr wichtig für ein gesundes Nervensystem und eine normale Gehirnfunktion und man setzt es auch ein, um neurologische Störungen zu behandeln. Vitamin-B_3-Mangel kann zu geistiger Verwirrung, Hautsymptomen, Appetitlosigkeit, Müdigkeit und zu Problemen im Mund – zum Beispiel Aphthen, Zungenentzündung und Schwellungen – führen.

Vitamin B_6

Vitamin B_6 oder Pyridoxin wird vom Dünndarm leicht resorbiert und ist an mehr Körperfunktionen beteiligt als fast alle anderen Nährstoffe. Eine seiner wichtigsten Aufgaben ist die Bewahrung des Natrium-Kalium-Gleichgewichts, das Voraussetzung für die normalen elektrischen Impulse des Herzens, der Nerven und der Muskeln ist. Es stabilisiert den Wasserhaushalt und ist daher wichtig für Menschen mit Wassereinlagerungen. Wie die anderen oben genannten B-Vitamine wird auch Vitamin B_6 für die Produktion von Magensäure benötigt. Es ist nicht nur für die Verdauung wichtig, sondern auch für die Resorption von Fetten und Proteinen. Pyridoxin hat einen positiven Einfluss bei Herzkrankheiten und Depressionen und hilft, Krebs zu verhindern. Vitamin-B_6-Mangel kann zu Schlafstörungen, Reizbarkeit, Blutarmut, Akne und Schwangerschaftsübelkeit führen.

Vitamin C

Vitamin C ist in vielen Kosmetika enthalten. Das ist kein Wunder, denn eine seiner wichtigsten Aufgaben ist die Bildung und Erhaltung von Kollagen. Kollagen ist ein Binde- und Stützgewebe und der Hauptbestandteil der Haut, der Haare und der Nägel. Wenn wir Kollagen verlieren, treten

Alterserscheinungen auf. Dieses Eiweiß fördert Heilungsprozesse und die Wundheilung nach Verletzungen oder Operationen.

Vitamin C ist zudem ein Antioxidans, das den Körper vor degenerativen Prozessen schützt. Es regt das Immunsystem an und hilft, Infektionen und andere Krankheiten zu verhindern und zu behandeln. Auch dieses Vitamin trägt dazu bei, Herzerkrankungen vorzubeugen, indem es die Bildung von Plaques an den Arterienwänden hemmt und somit auch das Risiko für Blutgerinnsel verringert. Symptome wie Zahnfleischbluten, langsame Wundheilung, Harnwegsentzündungen, allgemeine Schwäche, Haarausfall und schmerzende Knochen und Gelenke deuten auf Vitamin-C-Mangel hin.

Vitamin E

Es gibt acht antioxidative Verbindungen, die man Vitamin E nennt. Als Antioxidans hilft dieses Vitamin, freie Radikale zu bekämpfen, deren Quelle Umweltgifte, Chemikalien und Fabriknahrung sind. Die Gewebe, die auf freie Radikale am empfindlichsten reagieren, sind die Haut, die Leber, die Brüste, die Hoden und die Augen.

Vitamin E ist sehr wichtig für die Vorbeugung gegen Herzkrankheiten. Es hemmt die Blutgerinnung und steigert den Anteil an »gutem« Cholesterin im Blut. Häufig wird Vitamin E innerlich oder äußerlich angewandt, um trockene Haut zu heilen, Verbrennungen und Schürfwunden zu behandeln und Narben verblassen zu lassen. Ein Mangel an diesem Vitamin kann Herzkrankheiten, vorzeitige Alterung, Durchfall, Reizbarkeit und Schwäche hervorrufen.

Folat

Obwohl Folat ein wasserlösliches Vitamin ist, kann die Leber es bis zu neun Monate lang speichern. Es ist wichtig für die Bildung der roten Blutkörperchen und beugt dadurch einer Blutarmut vor. Außerdem wird es für das Wachstum und die Teilung aller Zellen benötigt. Deshalb sollten Schwangere und Frauen, die schwanger werden wollen, Folat in Tablettenform einnehmen und so eine ausreichende Versorgung sicherstellen, wenn der Fetus sich entwickelt und seine Zellen sich schnell teilen. Für das Wachstum von Kleinkindern und die Entwicklung des Nervensystems ist Folat ebenfalls wichtig. Außerdem kann es einer Schädigung des Neuralrohres vorbeugen.

Ebenso wichtig ist Folat, um einer Atherosklerose vorzubeugen, das Immunsystem zu stärken und Depressionen und Angst zu lindern. Folatmangel kann zu Zahnfleischbluten, Blässe, Durchfall, Schlafstörungen, Reizbarkeit und Müdigkeit führen.

Nährstoffschub: Mineralien

Mineralien machen rund fünf Prozent unserer Körpermasse aus. Die Knochen sind besonders reich an Mineralien. Ingwer enthält die Mineralien Kalium, Magnesium, Phosphor und Kalzium sowie die Spurenelemente Eisen und Zink. Sie alle sind wichtig für die Energieproduktion, die Blut- und Knochenbildung, die Regulierung des Muskeltonus und die Gesundheit der Nerven. Ohne Mineralien können Vitamine ihre Aufgaben nur unzureichend erfüllen. Die einzigen Quellen für Mineralien sind Nahrungsmittel und Wasser.

Ingwer können wir zusammen mit vielen anderen nährstoffreichen Lebensmitteln essen und uns dadurch ausreichend mit Mineralien versorgen.

Kalium

Kalium ist ein unerlässlicher Teil der Natrium-Kalium-Pumpe, die den Flüssigkeitshaushalt und das Säure-Basen-Gleichgewicht im Blut und in den Geweben reguliert und Muskelkontraktionen ermöglicht. Eine unmittelbare Wirkung dieser Funktionen ist die Regulierung des Blutdrucks. Wenn Sie einen zu hohen Blutdruck senken wollen, ist es besser, die Kaliumzufuhr zu steigern, anstatt die Natriumaufnahme zu senken. Bluthochdruck, unregelmäßiger Herzschlag, Muskelschwäche, geschwollene Knöchel und ständiger Durst sind Anzeichen für einen Kaliummangel.

Magnesium

Magnesium gilt als »Anti-Stress-Mineral«. Es ist ein natürliches Beruhigungsmittel, das die Skelettmuskeln und die glatten Muskeln der Blutgefäße und des Magen-Darm-Trakts entspannt. Magnesium ist für das Herz-Kreislauf-System wichtig, weil es Herzanfällen vorbeugen, den Cholesterinspiegel senken und Bluthochdruck lindern kann. Studien belegen, dass Magnesium auch zur Vorbeugung gegen Osteoporose und einige Krebsarten beiträgt und das prämenstruelle Syndrom lindert. Muskelkrämpfe, Gallensteine, unregelmäßiger Herzschlag und starker Körpergeruch können auf Magnesiummangel hindeuten.

Phosphor

Phosphor ist hauptsächlich in den Knochen enthalten, ein wenig auch in den Zähnen und in anderen Körperzellen. Er ist an der Knochen- und Zahnbildung, am Zellwachstum, an der Blutgerinnung und an der Nierenfunktion beteiligt. Eine ausreichende Phosphorzufuhr ist wichtig, damit das Herz kräftig und regelmäßig schlägt. Zu viel Phosphor kann jedoch die Kalziumaufnahme im Dünndarm hemmen und das Phosphor-Kalzium-Gleichgewicht stören. Kalziummangel schadet den Knochen.

Eine weitere wichtige Aufgabe des Phosphors ist die Umwandlung von Nahrung in Energie. Ein Mangel kann zu Müdigkeit, Knochenschmerzen, unregelmäßiger Atmung, Zittern und Angst führen. Die moderne Kost enthält oft zu viel Phosphor; deshalb ist Phosphormangel selten.

Kalzium

Kalzium ist das Mineral, das im Körper am reichlichsten vorkommt. Es ist vor allem dafür bekannt, dass es die Entwicklung und die Gesundheit der Knochen und Zähne fördert. Für ältere Menschen, vor allem für Frauen, ist eine ausreichende Kalziumaufnahme äußerst wichtig, um einer Osteoporose vorzubeugen. Auch für das Herz-Kreislauf-System ist es von großer Bedeutung: Es sorgt für einen regelmäßigen Herzschlag, senkt den Cholesterinspiegel, trägt zur Blutgerinnung bei und kann den Blutdruck senken. Außerdem hilft Kalzium bei der Krebsvorbeugung und sorgt für eine gesunde Gesichtshaut. Kalziummangel kann zu Osteoporose, brüchigen Nägeln, unregelmäßigem Herzschlag, Muskelkrämpfen und Schlafstörungen führen.

Eisen

Eisen wird hauptsächlich für die Bildung von Hämoglobin benötigt. Dieses lebenswichtige Molekül befördert mit den roten Blutkörperchen Sauerstoff in alle Körpergewebe. Ohne Sauerstoff können unsere Zellen nicht überleben. Zudem ist Eisen ein wichtiger Bestandteil des Myoglobins, das die Skelettmuskeln und das Herz mit Sauerstoff versorgt. Die Muskeln brauchen dieses Molekül, um leistungsfähig zu bleiben. Leider enthält unsere Kost oft zu wenig Eisen. Mangelsymptome sind unter anderem Energielosigkeit, blasse untere Augenlider, Schwindel, schneller Herzschlag, starker Appetit auf Eis und löffelförmige Nägel.

Zink

Dieses Mineral verdient unsere Aufmerksamkeit, weil es zahlreiche Aufgeben im Körper erfüllt. Es baut Kollagen auf, das die Haut geschmeidig und glatt erhält. Im Alter wird das Kollagen nach und nach abgebaut, vor allem bei Frauen. Zink lindert Erkältungen, fördert die Wundheilung und hilft, Akne zu verhindern. Bei Männern ist Zink äußerst wichtig für die Funktion der Prostata. Der Zinkmangel im Boden und in der Fabriknahrung führt auch beim Menschen zu Mangelerscheinungen. Weiße Flecken auf den Fingernägeln, Akne, häufige Infektionen, langsame Wundheilung, schütter werdendes Haar, rote Dehnungsstreifen sowie Störungen des Geruchs- und Geschmackssinnes können auf Zinkmangel hindeuten.

Nährstoffschub: Geschmacksnoten

Bringen Sie Würze ins Leben!

Wenn im Herbst die Temperatur sinkt und die Tage kürzer werden, suchen viele Menschen Trost beim Essen – sie wollen sich wärmen oder einen gemütlichen Abend zu Hause verbringen. Beliebte traditionelle Gerichte und eine warme, gemütliche Umgebung tragen zur Entspannung bei. Ingwer hat einen wundervoll starken Geruch, der an Zitrone und Pfeffer erinnert und als scharf, herb, pikant und würzig beschrieben wird. Er ist als anregendes Gewürz bekannt, das die Durchblutung und dadurch auch den Kreislauf verbessert. Ingwer wärmt den Körper von innen und gibt uns ein Gefühl der Ruhe. Er kann das Aroma eines Gerichts völlig verändern und das Essen ein wenig aufpeppen. Ingwer passt gut zu Kürbis, Möhren, Blumenkohl, Blattkohl, Basilikum, Zitronengras, Minze, Fisch, Huhn und Rindfleisch sowie zu anderen Zutaten wie zum Beispiel Honig, Sahne und Sojasoße. Lassen Sie sich von Ihrer Fantasie und natürlich von Ihren Geschmacksknospen leiten und kombinieren Sie unterschiedliche Zutaten so, dass Sie Lust auf einen Nachschlag bekommen.

Mischen Sie Ingwer mit Sojasoße für eine herzhafte Rindfleisch-Brokkoli-Pfanne oder ein würziges Salatdressing aus Ingwer, Knoblauch, nativem Olivenöl und Zitrone. Ingwer verleiht einem Karottenkuchen, aber auch Süßkartoffeln und Blumenkohlsuppe das aromatische gewisse Etwas. Probieren Sie das folgende Ingwerrezept, für das frischer, gehackter Ingwer verwendet wird.

Ingwer-Gemüsepfanne

- 1 EL Maisstärke
- 1 ½ Knoblauchzehen, zerquetscht
- 2 TL frische Ingwerwurzel, aufgeteilt und gehackt
- 60 ml Pflanzenöl
- 1 kleiner Brokkolikopf, in Röschen geschnitten
- 80 g Zuckererbsen (in der Schote)
- 180 g gestiftelte Möhren
- 90 g halbierte grüne Bohnen
- 2 EL Sojasoße
- 2 ½ EL Wasser
- 30 g gehackte Zwiebeln
- ½ EL Salz

1. Maisstärke, Knoblauch, 1 TL Ingwerwurzel und 2 EL des Pflanzenöls in einer großen Schüssel mischen, bis die Maisstärke sich auflöst. Brokkoli, Zuckererbsen, Möhren und grüne Bohnen untermischen und leicht schwenken, bis alle Zutaten bedeckt sind.
2. Das restliche Pflanzenöl in einer großen Bratpfanne oder in einem Wok bei mittlerer Hitze wärmen. Das Gemüse 2 Minuten in Öl dünsten, dabei ständig umrühren, um Anbrennen zu verhindern. Sojasoße und Wasser einrühren. Zwiebel, Salz und den restlichen Teelöffel Ingwer untermischen. Garen, bis das Gemüse zart, aber noch knackig ist.

Eingelegter Ingwer zur Gaumenreinigung

Wenn Sie während der Urlaubszeit ein leckeres Gericht nach dem anderen essen oder anlässlich einer Hochzeit ein üppiges Sechs-Gänge-Menü servieren, sollten Sie zwischen den Gerichten den Gaumen reinigen, damit Sie die lukullischen Aromen aller Speisen genießen können, ohne dass sie sich vermischen. Eingelegter Ingwer wird oft zur Gaumenreinigung verwendet und ist eine beliebte Beilage zu Sushi und Sashimi. Man isst ihn zwischen den Bissen, um die Sinne auf den nächsten Happen vorzubereiten. Am besten geeignet ist frischer junger Ingwer, der in Essig und Zucker mariniert wurde. Zusammen mit dem sauren Essig neutralisiert er konkurrierende Aromen im Mund. Der jüngere Ingwer hat ein zarteres und süßeres Aroma als der reife. Es ist einfach, eingelegten Ingwer selbst zuzubereiten.

Selbst gemachter eingelegter Ingwer (Gari)

- 225 g frische junge Ingwerwurzel, geschält
- 1 ½ TL Meersalz
- 240 ml Reisessig
- 90 g weißer Zucker

1. Den Ingwer in Stücke schneiden und in eine Schüssel geben. Mit Meersalz besprenkeln, gut vermischen und etwa 30 Minuten stehen lassen. Dann in ein sauberes Einweck- oder Schraubglas geben.
2. Reisessig und Zucker in einem Topf vermengen, bis der Zucker sich aufgelöst hat. Zum Kochen bringen, dann die kochende Flüssigkeit auf die Ingwerstücke gießen.
3. Die Mischung abkühlen lassen, dann das Glas verschließen und mindestens eine Woche lang in den Kühlschrank stellen. Sie werden sehen, dass sich die Flüssigkeit innerhalb weniger Minuten leicht rosa färbt. Keine Sorge – das ist auf den Essig zurückzuführen, aber nur, wenn er von guter Qualität ist. (Eingelegter Ingwer aus dem Handel

wird manchmal rot gefärbt.) Die Ingwerstücke vor dem Servieren in papierdünne Scheiben schneiden.

Ingwertee für kalte Wintertage

Wer sich bei kaltem Wetter im Freien aufhält, friert schnell bis auf die Knochen. Der Nacken wird steif, die Schultern schmerzen, die Nase läuft und der Rachen kratzt. Mit Ingwertee können Sie all das schnell und wirksam beseitigen. Er wärmt, indem er den Kreislauf anregt und Sie vielleicht sogar zum Schwitzen bringt. Da er eine antivirale und antibakterielle Wirkung hat, ist er während der Schnupfen- und Grippesaison besonders nützlich. Er hilft, den gefürchteten Symptomen vorzubeugen und Sie wieder auf die Beine zu bringen. Ingwertee beruhigt den Magen, hilft gegen Übelkeit und lindert Schmerzen und Angst.

Anfang des 20. Jahrhunderts wurde Ingwertee gerne bei Tanzveranstaltungen gereicht. Man servierte ihn den Damen mit Zimt, Kamille und Orangenscheiben, um das Blut in Wallung zu bringen und Hemmungen abzubauen.

Sie können Ingwertee kaufen oder ihn mit einer frischen Knolle ganz einfach selbst zubereiten.

Ingwertee

- 1 TL ungeschälte Ingwerwurzel
- kochendes Wasser

1. Die Ingwerwurzel in eine Tasse raspeln, mit kochendem Wasser übergießen und 2 Minuten ziehen lassen.
2. Abseihen oder warten, bis der Ingwer sich gesetzt hat.

Ingwer und Schokolade – ein ungewöhnliches Paar

Wenn es etwas gibt, das noch genusssüchtiger macht als Schokolade, dann ist es Ingwer mit Schokolade. Die bittere Schokolade und der würzige Ingwer garantieren ein völlig neues Geschmackserlebnis. Wenn Sie es ein wenig süßer haben wollen, stillt kandierter Ingwer diesen Appetit. Probieren Sie doch mal diesen Schokoladen-Ingwer-Kuchen:

Süß-würziger Schokoladenkuchen

- 200 g Tassen Allzweckmehl (Type 550)
- 35 g ungesüßtes Kakaopulver
- ½ TL Backpulver
- 170 g gehackte getrocknete Aprikosen
- 240 ml kochendes Wasser
- 140 g Mandelmus
- 180 g weißer Zucker
- 4 Eier
- 160 ml Vollmilch
- 85 g Zartbitterschokolade, gehackt
- 130 g fein gehackter kandierter Ingwer
- 160 g Butter, zerlassen

1. Den Backofen auf 175 °C vorheizen. Eine 23 × 13 cm große Kastenform einfetten und bemehlen. Mehl, Kakao und Backpulver zusammen sieben.
2. Die gehackten Aprikosen 1 bis 2 Minuten in kochendem Wasser einweichen, abgießen und mit Küchenpapier trocken tupfen.
3. Mandelmus und Zucker mit einem elektrischen Mixer in einer großen Rührschüssel mixen, bis die Mischung sandähnlich aussieht. Ein Ei nach dem anderen unterrühren und jeweils 2 Minuten schlagen. Dann weitere

10 Minuten schlagen. Die Mischung sollte dick und sahnig aussehen.

4. Erst die Milch, dann die Mehlmischung untermischen, bis die trockenen und nassen Zutaten vermengt sind. Nicht zu sehr bearbeiten. Aprikosen, Schokolade, kandierten Ingwer und zerlassene Butter unterheben. Dann den Teig in eine vorbereitete Kastenform umfüllen.
5. Im vorgeheizten Backofen etwa 1 Stunde backen (oder bis er gar ist), dann in der Form 10 Minuten abkühlen lassen. Aus der Form holen, auf ein Kuchengitter legen und vollständig abkühlen lassen.

2
Für Gesundheitsbewusste

Mit Ingwer Krankheiten behandeln

Kopfschmerzen und Migräne

Kopfschmerzen können stechend, dumpf oder pulsierend sein und eine Stunde oder tagelang dauern. Heftige Kopfschmerzen, meist in einer Seite des Kopfes, die mit Übelkeit, Erbrechen und Überempfindlichkeit gegen Licht und Lärm einhergehen, nennen wir Migräne. Sie kann mit Warnsignalen auftreten, zum Beispiel mit blinden Flecken im Sehfeld, Lichtblitzen oder Prickeln im Gesicht, in den Armen oder in den Beinen. Sie kann so schwer sein, dass Betroffene ihren normalen Tätigkeiten nicht mehr nachgehen können. Oft brauchen sie Ruhe und Isolation, um sich zu erholen. Migräne kann verschiedene Ursachen haben. Mögliche Auslöser sind Veränderungen des Hormonspiegels, Nahrungsmittelallergien, Stress, einige Medikamente, Sinnesreize, eine neue Umgebung oder ein plötzlicher Abfall des Luftdrucks vor einem Sturm. Einfache Kopfschmerzen können ebenfalls viele Gründe haben, zum Beispiel Dehydrierung, Schlafmangel oder eine Infektion; sie können aber auch ein Krankheitssymptom sein. Meist werden die Symptome mit Schmerzmitteln bekämpft. Gegen Migräne setzt man unter anderem Mittel gegen Übelkeit ein.

Ingwer enthält starke entzündungshemmende Substanzen und kann Kopfschmerzen und Migräne lindern, da er Prostaglandine hemmt, die Entzündungen und durch Druck auf die Nerven auch Schmerzen auslösen. Mehrere klinische Doppelblindstudien untersuchten, ob Ingwer gegen Schmerzen hilft. Ingwerpulver und Sumatriptan, ein häufig verordnetes Mittel gegen Migräne und Clusterkopfschmerzen, wurden bei 100 Patienten mit akuter Migräne verglichen. Nach zwei Stunden nahmen die Schmerzen bei beiden Gruppen signifikant ab. Ingwerpulver war ebenso wirksam wie Sumatriptan – ohne Nebenwirkungen.[3] Einige mögliche Nebenwirkungen des Medikaments sind Sehverlust, Schmerzen in der Brust, Angst, Benommenheit und Magenschmerzen. In einer anderen Studie wurden 60 Patienten einen Monat lang bei 208 Migräneanfällen mit einer Kombination aus Ingwer und Mutterkraut oder mit einem Placebo behandelt. Dauer und Intensität der Migräneanfälle nahmen in der Versuchsgruppe im Vergleich zur Placebogruppe signifikant ab.[4] Wenn Sie wieder einmal Kopfschmerzen haben, tragen Sie eine verdünnte Ingwerpaste direkt auf die Stirn auf, um die Schmerzen zu lindern.

Ingwerpaste gegen Kopfschmerzen

- 100 g frischer, geschälter Ingwer
- 1 EL Olivenöl

1. Ingwer und Öl in einer Küchenmaschine pürieren. In einem luftdichten Behälter in den Kühlschrank stellen.

2. Die Paste am besten gekühlt direkt auf die Stirn auftragen, um Kopfschmerzen zu lindern.

Allergien

Sie plagen uns im Frühjahr, wenn wir Pollen einatmen, oder im Haus von Freunden, wenn deren süßes Kätzchen sich an unseren Beinen reibt, oder in einem beliebten Fischrestaurant nach dem Verzehr eines köstlichen Mittagessens. Allergien können milde Symptome hervorrufen, zum Beispiel eine verstopfte Nase, tränende Augen oder leichte Kopfschmerzen, aber sie können auch so schwer sein, dass sie das Leben bedrohen. Sie treten auf, wenn das Immunsystem auf eine Substanz reagiert, die durch die Luft wirbelt, von der Haut aufgenommen wird oder im Essen enthalten ist. Für die meisten Menschen sind solche Substanzen kein Problem, aber das Immunsystem von Allergikern erkennt sie nicht, sondern betrachtet sie als unerwünschte Eindringlinge. Gegen jedes Allergen, das der Körper für schädlich hält, bildet er spezifische Antikörper und löst danach jedes Mal, wenn er mit diesem Allergen in Kontakt kommt, die allergische Reaktion aus.

Allergien sind nicht heilbar, aber es gibt viele rezeptfreie und rezeptpflichtige Arzneien, die Symptome lindern, unter anderem Antihistamine, abschwellende Sprays und Corticosteroide. Sie können zu Benommenheit, Bluthochdruck, Schlafstörungen, Reizbarkeit, eingeschränktem Urinfluss, Muskelschwäche, Wassereinlagerungen und Gewichtszunahme führen, um nur einige Nebenwirkungen zu nennen. Das hört sich so an, als tausche man eine Symptomserie durch eine andere.

Ingwer ist eine natürliche Alternative. Die Verbindung 6-Gingerol im Ingwer hemmt allergische Reaktionen deutlich. Sie unterdrückt Verbindungen, die an der allergischen Reaktion beteiligt sind, und verhindert oder lindert allergische Symptome. Das wurde durch die orale Zufuhr einer zweiprozentigen Ingwerdiät bei Mäusen mit künstlich herbeigeführtem Heuschnupfen nachgewiesen. Die Tiere niesten erheblich seltener und rieben sich viel weniger die Nase.[5] Sie können Ingwer jeden Tag essen, ohne die Nebenwirkungen der traditionellen Allergiemittel auszulösen. So verhindern Sie unerwünschte Reaktionen und sparen Geld.

Asthma

Asthma ist eine chronische Krankheit, bei der die Atemwege entzündet sind. Bestimmte Chemikalien oder Situationen führen dazu, dass die Atemwege anschwellen und zu viel Schleim bilden. Dadurch verengen sie sich und die Atmung wird schwieriger. Symptome sind unter anderem Husten, Kurzatmigkeit, Pfeifatmung und Schmerzen in der Brust. Jeder kann an Asthma erkranken, aber manche Menschen sind genetisch anfällig dafür. Auslöser sind Allergene im Essen und in der Umwelt oder Substanzen wie Rauch und Schadstoffe in der Luft sowie Wetteränderungen. Wenn Sie Ihre Auslöser identifiziert haben, ist eine Therapie erfolgversprechender. Ärzte verschreiben oft Medikamente wie Corticosteroide und Langzeit-Beta-Antagonisten, bisweilen auch Leukotrien-Modifikatoren. Kurz wirksame Beta-Antagonisten werden verordnet, um Symptome durch die Entspannung oder Erweiterung der Atemwege schnell zu lindern.

Eine häufige Nebenwirkung von Asthmamedikamenten ist Soor, eine Hefeinfektion des Mundes. Ingwer ist ein bekanntes Antipilzmittel und kann dieses Symptom bekämpfen. Kauen Sie nach der Einnahme des Medikaments Ingwer oder trinken Sie Ingwertee. Das hilft obendrein, Schleim aus dem Rachen und aus den Lungen zu entfernen. Andere Nebenwirkungen von Asthmamedikamenten sind Kopfschmerzen, Übelkeit, Hautausschläge, Magenschmerzen und Durchfall. Lesen Sie weiter, um zu erfahren, wie Ingwer alle diese Symptome lindern kann.

Mit Ingwer bekommen Sie aber nicht nur Symptome, sondern auch die Ursache des Asthmas in den Griff. Im Jahr 2013 legte die American Thoracic Society eine Studie vor, die belegt, dass Ingwer zusammen mit einem kurz wirksamen Beta-Antagonisten die Öffnung der Atemwege fördert. Andere Studien haben bestätigt, dass Ingwer der Verengung der Atemwege vorbeugt. Ein 70-prozentiger wässriger Ingwerauszug verhinderte die Verengung der Atemwege bei Mäusen,[6] und er entspannte bei Menschen die glatten Muskelzellen der Atemwege erheblich und schnell. Andere Studien wiesen nach, dass 6-Gingerol, 8-Gingerol und 6-Shogaol die schnelle Entspannung bewirkten.[7] Ingwer kann eine Asthmatherapie also ersetzen oder ergänzen.

Bronchitis

Bronchitis ist eine Krankheit der Atemwege, bei der die Schleimhaut der Bronchien entzündet ist. Akute Bronchitis kann auf eine Erkältung oder eine andere Infektion der Atemwege zurückzuführen sein. Dabei schwillt die Schleimhaut an und die Atemwege verengen sich. Chronische Bronchitis ist eine ernste Erkrankung. Hier ist die Schleimhaut der Bronchien ständig entzündet. Die Ursache ist meistens das Rauchen. Betroffene haben Hustenanfälle und husten dabei oft Schleim aus. Schmerzen in der Brust, Fieber, Schüttelfrost und starke Müdigkeit sind weitere Symptome. Akute Bronchitis legt sich häufig nach kurzer Zeit von selbst, während chronische Bronchitis hartnäckig ist und oft mit Hustenmitteln, Asthma-Inhalatoren oder, wenn eine bakterielle Infektion vermutet wird, mit Antibiotika behandelt werden muss.

Wie bereits erklärt, ist nachgewiesen, dass Ingwer einer Verengung der Atemwege vorbeugen kann. Sowohl bei Mäusen[8] als auch beim Menschen hemmt ein 70-prozentiger Ingwer verengte Atemwege, indem er die an der Atmung beteiligten glatten Muskel schnell entspannt.[9] 6-Gingerol, 8-Gingerol und 6-Shogaol führten rasch zu einer Entspannung. Ingwer wird seit Jahrhunderten verwendet, um Erkältungs- und Grippesymptome zu behandeln, und er wird als natürliches Hustenmittel angepriesen. Er erweitert die Lungen und löst Schleim. Ingwertee lindert Halsentzündungen und Husten und befreit verstopfte Atemwege. Schneiden Sie ein Stück frische Ingwerwurzel in Scheiben und kochen Sie diese in Wasser, damit die aktiven Bestandteile sich im Tee lösen.

Atherosklerose

Bei dieser Krankheit bildet sich Plaque im Inneren der Arterien, die sauerstoffreiches Blut in den Körper befördern. Plaque sammelt sich entlang der Arterienwände an und besteht aus Fett, Cholesterin, Kalzium und anderen Substanzen. Mit der Zeit verhärtet sich die Plaque und verengt dadurch die Arterien. Ohne Behandlung kann die Blutversorgung so stark abnehmen, dass ein Herzanfall, ein Schlaganfall oder sogar der Tod die Folge sind. Atherosklerose ist eine sehr häufige Krankheit, die oft keine äußerlichen Symptome hervorruft. Zu den Risikofaktoren gehören falsche Ernährung, Bewegungsmangel und Rauchen. Es überrascht daher nicht, dass eine Änderung der Lebensweise die wichtigste Therapie ist.

Ingwer kann hohe Blutfettwerte senken. Eine Doppelblindstudie verglich drei Gramm Ingwer täglich mit einem Placebo und stellte fest, dass der Cholesterin- und der Triglyceridspiegel bei der Versuchsgruppe deutlich niedriger waren.[10] Eine andere Studie berichtete, dass Ingwer das Wachstum glatter Muskelzellen in den Blutgefäßen hemmen kann, sodass sich weniger Plaque bildet. Derzeit wird dieses Wachstum mit Medikamenten gehemmt, die von Stents abgegeben werden. Solche Stents werden bei Bypassoperationen eingesetzt, die den normalen Blutfluss zu einem verstopften Herzkranzgefäß wiederherstellen soll. Das 6-Shogaol im Ingwer leistet nachweislich das Gleiche wie diese Medikamente und lässt sich künftig vielleicht mit ihnen kombinieren.[11]

Blutgerinnsel und Blutverdünner

Die Blutgerinnung ist notwendig, um die Blutung einer offenen Wunde zu stillen; aber Gerinnsel können sich auch im Körperinneren bilden und gefährlich sein. Sie entstehen in Arterien und in Venen, wenn der Körper versucht, Gewebeschäden mithilfe von Schichten aus Fibrin und Blutplättchen zu reparieren. Gerinnsel in Arterien und Venen sind ein Problem, weil sie den Blutfluss verlangsamen. Sie können am Ort ihrer Entstehung Blutgefäße vollständig blockieren, aber sie können sich auch lösen und eine Vene oder Arterie irgendwo anders verstopfen. Das kann extrem gefährlich sein und zu Herzinfarkten oder Schlaganfällen führen. Je nachdem, wo der Klumpen sich bildet, kann man ihn mit Gerinnungshemmern oder Ibuprofen behandeln, um die Schmerzen und die Entzündung zu lindern. Allerdings haben Gerinnungshemmer auch Nebenwirkungen, zum Beispiel schwere Hautblutungen, Zahnfleischbluten, Bluterbrechen, Schmerzen in der Brust und anhaltendes Nasenbluten.

Patienten mit Blutgerinnseln wird Ingwer empfohlen, weil er die Ansammlung von Blutplättchen und die Bildung von Gerinnseln hemmt, ohne die Nebenwirkungen der traditionellen Gerinnungshemmer hervorzurufen. Eine Studie, die Gingerole testete, die unter anderem im Ingwer enthalten sind, stellte fest, dass sie Blutplättchenansammlungen erheblich verringern. Einige waren ebenso wirksam oder noch wirksamer als Aspirin.[12] Eine andere Studie bestätigte, dass Gingerolverbindungen und ihre Derivate dem Aspirin als Blutplättchenhemmer überlegen sind.[13] Fügt man zehn Milligramm Nifedipin (einem Medikament, das den Blutdruck senkt und Schmerzen in der Brust lindert) ein Gramm Ingwer hinzu, kann diese Mischung für Bluthochdruckpatienten wirksamer sein als einer dieser Bestandteile allein.[14] Man könnte Ingwer also nutzen, um Schäden an Blutgefäßen zu verringern und auf diese Weise Herzkrankheiten zu behandeln.

Osteoarthritis

Osteoarthritis ist die häufigste Form der Arthritis, deren Hauptmerkmale Gelenkentzündungen sind. Gelenke verbinden Knochen miteinander und ermöglichen dadurch Bewegungen. Knorpel sorgen dafür, dass die Gelenke sich leicht und mit wenig Reibung bewegen. Bei Osteoarthritis lösen sich die Knorpel auf und verursachen Entzündungen. In den betroffenen Gelenken bildet sich dann zu viel Flüssigkeit, sodass sie anschwellen. Diese Krankheit befällt viele alternde Menschen und die Ursache ist natürliche Abnutzung. Die Gene spielen ebenso eine Rolle wie Verletzungen oder Krankheiten. Betroffene leiden an schmerzenden, knirschenden, steifen und geschwollenen Gelenken; ihr Bewegungsspielraum ist eingeschränkt, vor allem in den Händen, Füßen, Hüften und Knien sowie in der Wirbelsäule. Um einige Symptome zu lindern, muss man die Belastung der Knorpel verringern. Das geschieht durch Gewichtsabnahme und den Verzicht auf bestimmte Aktivitäten. Die Behandlung zielt darauf ab, Schmerzen und Entzündungen zu lindern, um Bewegungen zu erleichtern. Medikamente werden in Form von Tabletten, Salben, Gelen und sogar Injektionen in arthritische Gelenke verabreicht, die allerdings Nebenwirkungen haben, zum Beispiel Magenbeschwerden, Durchfall oder Geschwüre.

Ingwer hemmt Entzündungen und lindert Schmerzen und Schwellungen, die häufigsten Symptome der Osteoarthritis. In klinischen Studien hatten Patienten mit Osteoarthritis im Knie, die drei Monate lang viermal täglich 250 Milligramm Ingwerextrakt zu sich nahmen, deutlich geringere Schmerzen als jene, die ein Placebo bekamen.[15] Diese Wirkung trat nach einer dreimonatigen Behandlung mit Ingwer ein, was darauf hindeutet, dass er mindestens so lange eingenommen werden muss, um eine Wirkung zu erzielen. Ein Extrakt aus Ingwer und Galgant, einer verwandten Pflanze, wurde ebenfalls getestet. Die Patienten erhielten sechs Wochen lang zweimal täglich 255 Milligramm der Mischung. Danach hatten sich die Gelenkversteifungen und die Schmerzen im Stehen und nach dem Gehen deutlich gebessert.[16] Ingwer wurde auch mit Ibuprofen verglichen: Eine Patientengruppe erhielt einen Monat lang dreimal täglich 400 Milligramm Ibuprofen, eine zweite Gruppe nahm zweimal am Tag 500 Milligramm Ingwerextrakt ein. Beide Mittel linderten die Schmerzen und Schwellungen deutlich, dabei war Ingwer ebenso wirksam wie Ibuprofen.[17] Ingwer eignet sich also für die Behandlung der Osteoarthritis. Wenn Patienten Medikamente einnehmen möchten, kann Ingwer helfen, die Magen-Darm-Störungen zu lindern, die oft als Nebenwirkungen auftreten.

Osteoporose

Osteoporose ist eine Knochenkrankheit, bei der der Körper zu wenig neues Knochengewebe bildet, das altes Gewebe ersetzen könnte. Dass Knochengewebe aufgebaut und abgebaut wird, ist normal, aber bei Patienten mit Osteoporose nimmt die Knochenmasse mit der Zeit ebenso ab wie die Knochendichte. Die Folge sind schwächere Knochen, die anfälliger für Brüche sind. Die Krankheit kommt bei Frauen häufiger vor als bei Männern, weil Frauen von vornherein eine geringere Knochenmasse haben. Osteoporose ist als stumme Krankheit bekannt, weil sie keine Symptome ausbildet und weil die Diagnose oft erst gestellt wird, wenn ein Knochen bricht. Diese Krankheit hat eine genetische Komponente; das heißt, wenn ein Eltern- oder Großelternteil an Osteoporose litt, ist das Krankheitsrisiko der nächsten Generation erhöht. Bestimmte Krankheiten und Medikamente können das Osteoporoserisiko ebenfalls vergrößern. Eine gesunde Ernährung, die ausreichend knochenbildende Mineralien enthält, Krafttraining und Medikamente werden zur Behandlung empfohlen.

Ingwer enthält eine Verbindung namens Zerumbon, die an Mäusen getestet wurde, um herauszufinden, ob sie einen Knochenabbau bei Brustkrebs verhindern kann. Es zeigte sich, dass sie die Zerstörung von Knochengewebe dosisabhängig verringert.[18] Das lässt darauf schließen, dass Ingwer sich als therapeutischer Wirkstoff bei Osteoporose eignet.

Rheumatoide Arthritis

Bei dieser Autoimmunkrankheit greift der Körper irrtümlich sein eigenes Gewebe an. Gelenke schwellen an und schmerzen und langfristig drohen Knochenschwund und deformierte Gelenke. Die Symptome können sich auch in andere Gewebe ausbreiten. Die Ursache der Krankheit ist bislang nicht bekannt, aber die Gene und Umweltreize gelten als Auslöser. Es gibt keine Heilung für diese chronische Krankheit, die hauptsächlich mit Medikamenten behandelt wird. Nicht steroidale Antirheumatika, Steroide oder lang wirksame Antirheumatika können Schmerzen, Schwellungen und Gelenkschäden lindern. Mögliche Nebenwirkungen sind jedoch Verdauungsstörungen, Leber- und Nierenschäden, Herzprobleme, Knochenschwund, Diabetes, Gewichtszunahme und schwere Lungenentzündungen.

Ingwer kann Entzündungen und Schmerzen bei rheumatoider Arthritis ohne Nebenwirkungen lindern. Mediziner verabreichten 56 Patienten, die an rheumatoider Arthritis, Osteoarthritis oder allgemeinen Muskelbeschwerden litten, drei Monate bis zweieinhalb Jahre lang Ingwerpulver. Es linderte bei mehr als drei Vierteln der Arthritis-Patienten Schmerzen und Schwellungen und alle Patienten mit Muskelbeschwerden berichteten von einer Linderung. Ingwer verhindert unter anderem die Produktion von Prostaglandinen und Leukotrienen, die an Entzündungen beteiligt sind.[19] Zudem verringert Ingwer Schwellungen in den Gelenken und lindert die Schmerzen.

Muskelschmerzen

Nach monatelanger Inaktivität scheint ein Fußballspiel oder ein Geländelauf am Abend mit einem Freund eine gute Idee zu sein. Aber wenn am folgenden Tag jeder Muskel schmerzt und steif ist, denken wir anders. Vielleicht beugen wir von da an vor und überlasten unsere Muskeln nicht mehr. Muskelschmerzen können aber auch die Folge von Verspannungen, Stress oder Krankheiten sein. Die Schmerzen können überall im Körper auftreten und einige Stunden oder monatelang andauern. Wenn Sport der Grund ist, sind Muskelschmerzen auf mikroskopisch kleine Risse in den Muskelfasern zurückzuführen; wenn eine Krankheit schuld ist, kann eine Entzündung die Ursache sein.

Ingwer kann Muskelschmerzen nachweislich lindern. In einer Studie aßen Freiwillige elf Tage lang zwei Gramm (einen Teelöffel) Ingwer und nahmen dann an einem Training teil. Es stellte sich heraus, dass ihre Muskelschmerzen moderat bis erheblich geringer waren als in einer Vergleichsgruppe.[20] Dieser Erfolg könnte darauf zurückzuführen sein, dass Ingwer Schmerzen und Entzündungen lindert und die Durchblutung, also auch die Reparatur der Muskelfasern, fördert.

Wenn Sie keinen Ingwer zur Vorbeugung eingenommen haben, sollten Sie zwei oder drei Tropfen Ingweröl in ein Basisöl mischen und in die schmerzenden Muskeln einreiben. Das bringt schnelle Linderung. Das Ingweröl wird von der Haut absorbiert, wo die aktiven Bestandteile dann zu wirken beginnen. Die Massage fördert die Durchblutung und befördert die schmerzlindernden Substanzen dorthin, wo der Körper sie benötigt.

Sodbrennen

Sodbrennen ist auch als Säurereflux bekannt. Es tritt auf, wenn Säure aus dem Magen in die Speiseröhre fließt und im Brustraum eine brennende Empfindung hervorruft. Wer an Sodbrennen leidet, weiß, dass es nach dem Essen und abends oft schlimmer wird. Die Säure dringt leichter in die Speiseröhre ein, wenn Sie sich bücken oder liegen. Rezeptfreie Mittel verringern oder neutralisieren die Magensäure, aber sie können Übelkeit, Verstopfung, Durchfall, Kopfschmerzen und Bauchschmerzen hervorrufen. Einige Symptome sind schlimmer als das Sodbrennen selbst.

Ingwer ist eine alternative Arznei ohne Nebenwirkungen und wird bei Sodbrennen häufig als Naturheilmittel angewandt. Eine Studie, die Ingwer mit üblichen Säureblockern verglich, bestätigte die Wirkung des Ingwers. Beide Mittel hemmten das Protein, das für die Magensaftproduktion verantwortlich ist; doch Ingwer war unglaubliche sechs- bis achtmal wirksamer.[21] Wenn Sie also wieder einmal Sodbrennen haben, dann greifen Sie zu Ingwer!

Blähungen

Von Blähungen sprechen wir, wenn sich Gas im Verdauungstrakt ansammelt. Das geschieht, wenn wir mit dem Essen, mit Getränken oder mit Speichel kleine Mengen Luft schlucken; aber auch die Verdauung erzeugt Gas. Der Körper muss diese Gasansammlung loswerden, entweder durch die Luftröhre oder durch den Enddarm. Jeder Mensch erzeugt Gas und es ist meist harmlos. Eine zu starke Gasbildung kann aber Blähungen, Magenkrämpfe und Darmbeschwerden hervorrufen. Um einer exzessiven Gasbildung und ihren Symptomen vorzubeugen, genügt in der Regel eine andere Lebens- und Ernährungsweise. Essen Sie öfter, aber kleinere Portionen, kauen Sie gründlich, treiben Sie Sport und meiden Sie blähende Speisen und Kaugummi.

Manchmal ist dennoch eine kleine Hilfe notwendig. In einer randomisierten klinischen Doppelblindstudie erhielten gesunde Freiwillige eine Stunde vor dem Essen 1,2 Gramm Ingwer. Der Ingwer regte die Muskelkontraktionen des Magens an und beschleunigte dessen Entleerung.[22] Das ist wichtig, weil Nahrung, die zu lange im Magen bleibt, gären und dabei Gas erzeugen kann. Zudem treibt Ingwer Gas, das bereits vorhanden ist, durch den Verdauungskanal, sodass es ausgeschieden wird. So lindert er Schmerzen und Blähungen.

Durchfall

Durchfall ist dünner, wässriger Stuhl. Er kommt sehr häufig vor und dauert meist einige Tage. Länger anhaltender Durchfall kann auf eine Krankheit hindeuten, etwa auf das Reizdarmsyndrom. Magenkrämpfe und -schmerzen, Blähungen, Fieber, Übelkeit und Erbrechen können mit dem Durchfall einhergehen. Bei einem Durchfall bewegt sich der Stuhl zu schnell durch den Dickdarm, sodass dieser nicht genug Zeit hat, das darin enthaltene Wasser zu absorbieren. Hauptursachen für Durchfälle sind Viren, Bakterien und Parasiten. Nahrungsmittelintoleranz und viele Medikamente können bei empfindlichen Menschen ebenfalls Durchfall auslösen. Wenn ein Durchfall länger als ein paar Tage andauert, verordnen Ärzte bisweilen Antibiotika, sofern Bakterien oder Parasiten die Ursache sind.

Ingwer kann Keime im Verdauungssystem vernichten, die Durchfall verursachen. Gingerol hat antibiotische Eigenschaften und wird eingesetzt, um Infektionen und Bazillendysenterie im Verdauungstrakt zu behandeln. Es gilt auch als wirksam bei Nahrungsmittelvergiftungen, weil es Bauchschmerzen stillt, die Darmmuskeln entspannt und Krämpfe lindert. Es regt die Enzymaktivität im Darm an, dabei wird die Nahrung besser zerlegt und Nährstoffe und Wasser werden besser resorbiert. Die Peristaltik wird verlangsamt und der Stuhlgang normalisiert sich. Die gegen Grippe wirkenden Bestandteile des Ingwers vernichten Viren und lindern Durchfälle.[23] Die durch Parasiten ausgelöste Giardiasis kommt auf der ganzen Welt vor. Bei Mäusen, die nach einer Infektion sieben Tage lang mit Ingwer behandelt wurden, gingen die Symptome und die Schäden an der Darmschleimhaut zurück. Ingwer ist daher eine wirksame und natürliche Alternative, um Durchfälle (fast) ohne Nebenwirkungen zu lindern.[24]

Kolik

Wenn gesunde Babys eine Kolik bekommen, weinen sie länger als drei Stunden täglich, drei Tage oder drei Wochen lang – oder noch länger. Koliken kommen häufig vor; sie beginnen meist einige Wochen nach der Geburt und können mehrere Monate lang auftreten. Sie können der Grund dafür sein, dass ein Baby zu bestimmten Tageszeiten ohne ersichtlichen Grund schreit. Das Kind lässt sich nicht beruhigen, ballt die Fäuste, verkrümmt die Beine und spannt die Bauchmuskeln an. Das sind Anzeichen für eine Magen-Darm-Störung und daraus resultierende Schmerzen. Es ist unklar, warum manche Babys Koliken bekommen und andere nicht, aber Nahrungsmittelallergien, ein unterentwickeltes Verdauungssystem und Darmkrämpfe gelten als mögliche Ursachen. Manchmal werden entblähende Mittel und Probiotika angewandt, um eine Kolik zu behandeln. Die Ergebnisse sind unterschiedlich.

Ingwer beschleunigt die Passage der Nahrung vom Magen in den Dünndarm, indem er die Kontraktionen des Magens steigert.[25] Er hilft, Gas aus dem Verdauungstrakt zu entfernen, und lindert dadurch Blähungen. Wenn Darmkrämpfe das Baby plagen, kann Ingwer ebenfalls helfen. Er entspannt Muskeln und verschafft dem Baby und seiner Mutter die dringend benötigte Ruhe. Man sollte Babys aber keinen Ingwer verabreichen. Es ist besser, wenn die Mutter mehrere Male am Tag Ingwertee trinkt und das Baby stillt.

Lebensmittelvergiftungen

Eine Lebensmittelvergiftung ist eine Krankheit, die durch Viren, Bakterien, Parasiten oder Giftstoffe im Essen ausgelöst wird. Übelkeit, Erbrechen und Durchfall können schon wenige Stunden nach dem Verzehr eines verunreinigten Nahrungsmittels auftreten, aber es kann auch mehrere Wochen dauern, bis Symptome auftreten. Die meisten Fälle sind mild und heilen innerhalb weniger Stunden oder Tage von selbst ab. Es ist sehr wichtig, ausreichend zu trinken, um einer Dehydrierung vorzubeugen. Wenn Bakterien die Ursache sind, verschreiben manche Ärzte Antibiotika.

Eine Lebensmittelvergiftung führt zu extremer Müdigkeit und Lustlosigkeit. Ruhe ist notwendig, aber es ist schwer, sich auszuruhen, wenn man alle 15 Minuten ins Bad rennen muss. Hier kann Ingwer helfen, denn er lindert Übelkeit und Erbrechen. Der Körper kann sich ausruhen und hat Zeit, Wasser zu resorbieren. Das ist der halbe Weg zur Genesung. Nach dem Verzehr reichert sich der Ingwer im Magen und Darm an und hemmt abnorm starke und schnelle Kontraktionen, die mit Durchfall einhergehen. Dadurch lindert er schmerzhafte Krämpfe, verringert die Wasserausscheidung und verlängert dadurch die Ruhephasen. Da Ingwer Bakterien, Viren und Parasiten bekämpft, kann er die Ursache der Vergiftung und damit die Krankheit beseitigen.

Magenverstimmung

Magenverstimmung nennen wir das Völlegefühl während einer Mahlzeit oder danach. Sie geht oft mit Schmerzen, Blähungen und Brennen in der Magengegend einher. Zu üppiges oder zu schnelles Essen sowie bestimmte Speisen und Medikamente können die Ursache sein. Rauchen und Angst spielen ebenfalls eine Rolle. Manchmal kommt es ohne ersichtlichen Grund zu einer Magenverstimmung. Was bei Ihnen zu einer Magenverstimmung führt, zeigt bei anderen Menschen vielleicht keinerlei Wirkung. Deshalb müssen wir unsere Auslöser aufspüren und dann meiden. Selbst diese Maßnahmen genügen bisweilen nicht; darum werden Medikamente verordnet, die Linderung verschaffen. Säureblocker, Antibiotika und Beruhigungsmittel können die Symptome lindern, aber sie können auch Übelkeit, Verstopfung, Durchfall, Kopfschmerzen, Bauchschmerzen, Benommenheit, Gewichtszunahme und andere Verdauungsstörungen hervorrufen.

Ingwer wird seit vielen Jahren und in vielen Kulturen als wirksames Naturheilmittel bei Verdauungsstörungen angewandt. Studien haben seine Wirkung bestätigt. Ingwer kann das brennende Gefühl lindern, das oft mit Magenverstimmung einhergeht, denn er erhöht den Prostaglandinspiegel im Magen. Prostaglandine schützen die Schleimhaut vor Schäden und hemmen die Säureproduktion.[26] In einer Studie verringerte 6-Gingerol die Zahl der Magenschäden bei Ratten um 55 Prozent.[27] Ingwer lindert Blähungen, indem er die Entleerung des Magens und Darmes fördert. [28, 29, 30, 31] Die Befreiung des Magens von Nahrung und Gas lindert die Beschwerden viel schneller. Ingwertee oder Ingwerpulver, eine Stunde vor einer Mahlzeit eingenommen, sollten einer Magenverstimmung vorbeugen. Ein paar Tropfen Ingweröl, in ein Basisöl gemischt und in den Unterleib eingerieben, helfen ebenfalls, Blähungen zu lindern.

Reizdarmsyndrom

Das Reizdarmsyndrom (RDS) ist eine häufige Erkrankung des Dickdarms. Dabei kontrahieren die Darmmuskeln stärker oder länger als normal oder sie kontrahieren schwächer. Der Nahrungsbrei wird also langsamer weiterbefördert. Störungen im Nervensystem des Dickdarms können ebenfalls die Ursache sein. Das RDS verändert jedoch nicht das Darmgewebe und vergrößert nicht das Krebsrisiko, im Gegensatz zu den entzündlichen Darmkrankheiten Morbus Crohn und Colitis ulcerosa. Dennoch beeinträchtigt es die Lebensqualität, weil die Symptome nicht vorhersehbar sind und auch zu ungünstigen Zeiten auftreten. Für die Kranken ist das eine Belastung. Bauchschmerzen und Krämpfe sind oft die ersten Anzeichen dafür, dass sich im Darm etwas zusammenbraut. Dann folgen meist Durchfall oder Verstopfung und extreme Blähungen, manchmal auch Schleim im Stuhl. Gar nicht so selten wechseln Durchfall und Verstopfung einander ab. Das RDS ist chronisch und nicht heilbar; aber häufig legen sich die Symptome vorübergehend für einige Zeit, was den Betroffenen ein wenig

Erleichterung verschafft. Die Ursachen des RDS sind nicht bekannt, doch jeder Mensch hat seine eigenen Auslöser für Symptome. Häufige Auslöser sind bestimmte Nahrungsmittel, Stress, Hormone und Magen-Darm-Krankheiten. Um das RDS in den Griff zu bekommen, ist eine Änderung der Lebensweise ratsam: Meiden Sie Auslöser im Essen, lindern Sie Stress und essen Sie Probiotika. Medikamente wie Krampflöser, Antidepressiva und Antibiotika können Symptome lindern, doch viele rufen andere Magen-Darm-Beschwerden, starke Müdigkeit, Sehstörungen oder Kopfschmerzen hervor.

Ingwer wird seit Jahrhunderten verwendet, um Magen-Darm-Störungen zu behandeln. Das ist eine einfache Methode, RDS-Symptome zu lindern, ohne teure Tabletten schlucken zu müssen. Eine randomisierte klinische Studie testete eine Kräutermischung, die Ingwer und zwei andere Kräuter enthielt, und verglich sie mit Mebeverin, einem häufig verordneten RDS-Medikament. Nach acht Wochen stellte sich heraus, dass die Kräutermischung mit Ingwer die Symptome ebenso wirksam linderte wie die Arznei. Nebenwirkungen wurden nicht berichtet.[32] Ingwer dämpft Darmkrämpfe, indem er die Darmmuskulatur entspannt. Zudem lindert er Schwellungen im Darm[33] und Schmerzen. Er beschleunigt die Darmpassage des Nahrungsbreis, indem er die Muskelkontraktionen verstärkt, die den Mageninhalt in den Dünndarm entleert. [34, 35] Das ist wichtig, weil Nahrung, die zu lange im Magen bleibt, gären kann und sich so Gas bildet. Ingwer hemmt also nicht nur die Gasbildung, sondern treibt auch Gas, das sich bereits im Verdauungstrakt befindet, rascher voran, sodass es ausgestoßen wird. Dadurch lindert er Blähungen.

Verstopfung

Wir sprechen von Verstopfung, wenn der Darm zu selten entleert wird oder die Entleerung mühsam ist. Sie kommt sehr häufig vor und kann chronisch werden. Gelegentliche Verstopfungen gehen rasch vorüber. Eine chronische Verstopfung liegt vor, wenn Betroffene mindestens drei Monate lang weniger als dreimal in der Woche Stuhlgang haben. Wenn der Stuhl sich im Darm zu langsam bewegt, wird er hart und trocken und lässt sich schwer entleeren. Mehr Ballaststoffe, mehr Flüssigkeit und mehr Bewegung fördern die Beweglichkeit des Darmes. Wenn das nicht hilft, werden häufig Abführmittel und andere Medikamente empfohlen, um Wasser in den Darm zu ziehen. Mögliche Nebenwirkungen dieser Mittel sind Blähungen, Durchfall, Übelkeit, Erbrechen und Schmerzen im Enddarm.

Die Ingwerwurzel wird seit Langem verwendet, um Magen und Darm zu unterstützen. Sie fördert nachweislich den Transport von Holzkohlemehl durch den Verdauungskanal von Mäusen, die sowohl mit Extrakten aus dem ganzen Ingwer als auch mit isolierten Verbindungen aus der Wurzel gefüttert wurden.[36] Das bestätigte eine andere Studie, die nachwies, dass der Magen von Ratten sich schneller entleert, wenn man ihnen eine Stunde vor der Fütterung Ingwer verabreichte.[37] Das ist wichtig für Menschen, die an Verstopfung leiden und den Darm auf natürliche Weise anregen möchten.

Colitis ulcerosa

Diese entzündliche Erkrankung des Dickdarms führt zu langwierigen Entzündungen der inneren Schleimhautschicht des Dickdarms. Die Symptome variieren je nachdem, wo die Entzündung sich befindet; sie sind meist mild bis mittelstark und treten periodisch auf. Einige Anzeichen für Colitis ulcerosa sind Durchfälle mit Blut oder Eiter, Rektalblutungen, Schmerzen im Dickdarm oder Bauch, Stuhldrang oder Verstopfung, Fieber, starke Müdigkeit und Gewichtsabnahme. Mögliche Therapien sind unter anderem Entzündungshemmer und Immunsuppressiva. In schweren Fällen kann eine Operation notwendig sein, um den Dickdarm und den Mastdarm zu entfernen.

Ingwer kann die Behandlung chronischer entzündlicher Krankheiten wie Colitis ulcerosa unterstützen. Eine Studie mit männlichen Ratten belegt, dass Ingwer, zehn Tage lang verabreicht, die Symptome lindern kann. Die Besserung wird den entzündungshemmenden und antioxidativen Bestandteilen des Ingwers zugeschrieben. Die höchsten Dosen waren sogar ebenso wirksam wie Sulfasalazin, ein Medikament, das bei Colitis ulcerosa häufig verordnet wird.[38] Diese Forschungsergebnisse sprechen dafür, Ingwer als nützliches Mittel bei der Behandlung von Entzündungen anzuwenden.

Geschwüre

Geschwüre können als Löcher in der Schleimhaut des Magens, des Dünndarms oder der Speiseröhre auftreten. Häufig verursachen sie Magenschmerzen, Blähungen, Sodbrennen, Übelkeit und Überempfindlichkeit gegen Fett. Als Hauptursache gilt *Helicobacter pylori.* Schmerzmittelmissbrauch, Rauchen, Stress und Alkoholmissbrauch tragen zu der Krankheit bei. Wenn *H. pylori* vorhanden ist, werden die Bakterien mit Antibiotika abgetötet. Medikamente, die die Produktion von Magensäure neutralisieren, blockieren oder verringern, werden häufig verordnet. Außerdem ist es unerlässlich, Schmerzmittel, Rauchen und Alkohol zu reduzieren oder aufzugeben.

Im Rahmen einer Studie wurde die Wirkung eines wässrigen Ingwerextrakts auf den Magen von Laborratten untersucht und mit der Wirkung von Omeprazol, einem Medikament gegen Magengeschwüre, verglichen. Der Extrakt aus der Ingwerwurzel verringerte die Häufigkeit von Magengeschwüren um fast 58 Prozent, wenn den Tieren 400 Milligramm je Kilogramm Körpergewicht verabreicht wurde. Die Schutzwirkung im Magen war vergleichbar mit Omeprazol. Zudem ist Ingwer ein vielversprechendes Mittel gegen Geschwüre.[39] Eine andere Studie mit Laborratten belegt eindeutig, dass Ingwerextrakte die Schleimhaut des Magens und des Darmes vor Geschwüren schützen kann. Außerdem hemmt Ingwer die Magensäureproduktion und das Wachstum von *H. pylori.*[40]

Übergewicht

Wenn der Körper zu viel Fett speichert, steigt das Risiko für Diabetes, Herzkrankheiten und bestimmte Krebsarten. Gewichtsabnahme kann diesen Krankheiten vorbeugen. Fett wird im Körper eingelagert, wenn wir mehr Kalorien zu uns nehmen, als wir verbrauchen. Der Körper speichert diese überschüssigen Kalorien als Fett. Sport und gesunde Ernährung mit angemessener Kalorienaufnahme tragen zum Abbau des Fettes bei und senken das Körpergewicht.

Eine recht einfache Methode, die Fettverbrennung zu steigern, ist der Verzehr von Ingwer. Er ist ein thermogenes Nahrungsmittel, das heißt, er verbrennt Kalorien im eben verzehrten Essen und wandelt sie in Wärme um. Wenn Sie Nahrungsmittel essen, die die Wärmeerzeugung im Körper fördern, können Sie den Stoffwechsel um bis zu fünf Prozent und den Fettabbau um bis zu 16 Prozent steigern.[41] Bei Männern, die zum Frühstück 2000 Milligramm (einen Teelöffel) Ingwerpulver aßen, nahm die Wärmeproduktion zu und sie waren nach drei Stunden weniger hungrig als Männer, die zum Frühstück keinen Ingwer zu sich nahmen.[42] Wer länger satt ist, muss nicht naschen und nimmt keine unnötigen Kalorien zu sich. Auf diese Weise kann Ingwer zur Gewichtsabnahme beitragen.

Viele Menschen berichten, dass sie zwar eine Zeit lang abnehmen, dann aber ein Plateau erreichen und nicht weiterkommen, obwohl sie weiter Sport treiben und eine Diät einhalten. Der Grund dafür ist, dass der Stoffwechsel sich verlangsamt, wenn Sie abnehmen. Die Gingerole und Shogaole im Ingwer aktivieren eine Verbindung, die die Sekretion von Adrenalin fördert.[43] Adrenalin steigert die Durchblutung im Körper und die Sauerstoffaufnahme in den Lungen. Der zusätzliche Sauerstoff wird durch den ganzen Körper gepumpt und erhöht den Energiepegel durch Verbrennung von Glukose. Wie beim Fettabbau werden auch bei der Glukoseverbrennung Kalorien verbraucht und Sie nehmen leichter ab. Ingwer kurbelt den Stoffwechsel an, sodass der Körper mehr Fett, Kohlenhydrate und Eiweiß verwertet und dadurch Kalorien verbrennt. Das Essen wird dann in Energie umgewandelt.

Langsamer Stoffwechsel

Chemische Reaktionen im Körper wandeln alles, was wir essen, in Nährstoffe um, die wir brauchen, um gesund zu bleiben und die Zellen im ganzen Körper zu schützen. Einige dieser Reaktionen spalten Verbindungen und nutzen sie als Energiequelle. Andere stellen Verbindungen her, die unsere Zellen verwenden, um ihre Aufgaben zu erfüllen und Gewebe aufzubauen und zu reparieren. Viele Vitamine und Mineralien im Ingwer tragen erheblich dazu bei, den Stoffwechsel anzukurbeln. Sie fungieren als Enzyme und beschleunigen die Reaktionen, die notwendig sind, um Energie für die Körperfunktionen zu erzeugen. Ohne Enzyme würden diese Reaktionen langsam ablaufen oder zum Erliegen kommen. Die Folge wäre ein träger Stoffwechsel, der unserer Gesundheit schaden würde.

Für einen langsamen Stoffwechsel kann es viele Gründe geben. Wenn wir älter werden, nimmt die Muskelmasse ab und die Fettpolster nehmen zu. Muskeln verbrennen mehr Energie als Fett. Der weibliche Körper hat in der Regel einen größeren Fettanteil als der männliche; deshalb ist der Stoffwechsel bei Frauen meist langsamer. Menschen, die eine Diät machen, verringern ihre Kalorienzufuhr manchmal zu stark und verlangsamen dadurch den Stoffwechsel. Manche Krankheiten, zum Beispiel Schilddrüsenunterfunktion und

Diabetes, gehen mit einem langsamen Stoffwechsel einher und einige Medikamente und Gene spielen dabei ebenfalls eine Rolle.

Ingwer kurbelt den Stoffwechsel an, steigert die Fettverbrennung und erzeugt Wärme. Diesen Vorgang nennt man Thermogenese. Nahrungsmittel, die den Körper anregen, Wärme zu erzeugen, können den Stoffwechsel um bis zu fünf Prozent und die Fettverbrennung um bis zu 16 Prozent ankurbeln.[44] Männer, die in einer Studie zum Frühstück 2000 Milligramm (einen Teelöffel) Ingwer zu sich nahmen, wiesen eine erhöhte Thermogenese auf und fühlten sich nach drei Stunden weniger hungrig als Männer, die keinen Ingwer verzehrten.[45] Die Verbindung 6-Gingerol erwies sich als wirksamste Wärme erzeugende Substanz im Ingwer.[46] Deshalb können gewürzte Speisen einen langsamen Stoffwechsel und den Fettabbau beschleunigen.

Diabetes

Diabetes ist eine Krankheit, die den Glukosestoffwechsel stört und den Blutzuckerspiegel erhöht. Beim Diabetes vom Typ 1 bildet die Bauchspeicheldrüse wenig oder gar kein Insulin, beim Typ-2-Diabetes bildet sie zwar Insulin, aber der Körper verwertet es nicht richtig. Bei Schwangeren kommt ein Schwangerschaftsdiabetes vor, der ebenfalls mit einem erhöhten Blutzuckerspiegel einhergeht. Manche Menschen sind genetisch anfällig für Diabetes, doch Übergewicht ist ebenfalls ein Risikofaktor. Starker Durst, häufiges Urinieren und verschwommenes Sehen sind Anzeichen für einen Diabetes. Viele Diabetiker brauchen tägliche Insulinspritzen.

Sport, eine bewusste und ausgeglichene Ernährung und die Überwachung des Blutzuckers unterstützen die Diabetestherapie.

Mehr als sechs Millionen Menschen in Deutschland sind von Diabetes betroffen, und die meisten wünschen sich eine natürliche Alternative zur Insulinspritze. Studien belegen, dass Ingwer ein wirksames Mittel ist. Im Rahmen einer randomisierten, placebokontrollierten Doppelblindstudie erhielten Diabetiker entweder acht Wochen lang täglich drei Gramm Ingwerpulver oder ein Placebo. Der Ingwer senkte den Nüchternblutzucker im Vergleich zum Placebo erheblich.[47] Das im Ingwer enthaltene 6-Gingerol wurde bei Laborratten mit hohem Blutfett- und Insulinspiegel getestet. Es senkte die Blutfettwerte, das Gewicht, den Blutzuckerspiegel und den Insulinspiegel.[48] Diese Symptome gehen beim Diabetes Typ 2 oft mit Insulinresistenz einher. Eine andere Studie mit Ratten zeigte, dass die mit Ingwer gefütterten Tiere eine bessere Glukosetoleranz und höhere Insulinspiegel erreichten als unbehandelte Ratten.[49] Ingwer könnte dazu beitragen, den Blutzuckerspiegel und die Auswirkungen eines Diabetes in den Griff zu bekommen.

Hoher Cholesterinspiegel

Cholesterin ist eine wachsartige, fettähnliche Substanz in den Zellen. Der Körper braucht es, um Vitamin D, Hormone und Gallensäure (die zur Fettverdauung beiträgt) zu bilden. Wir können Cholesterin selbst herstellen, nehmen es aber auch mit gesättigtem Fett und cholesterinhaltigen Nahrungsmitteln auf. Es tritt in zwei Formen auf: als gutes und als schlechtes Cholesterin. Von einem erhöhten Cholesterinspiegel sprechen wir, wenn das Blut zu viel gutes und schlechtes Cholesterin enthält. Das schlechte Cholesterin kann sich in den Arterien ansammeln und die Gefahr einer koronaren Herzkrankheit vergrößern. Cholesterinhaltige Plaque reichert sich im Inneren der Arterien an und blockiert sie teilweise oder ganz. Die Verengung und Verhärtung der Arterien können einen Herzinfarkt oder Schlaganfall auslösen. Ärzte verschreiben meist Statine, um das schlechte Cholesterin aus dem Blut zu entfernen. Das kann allerdings Magen-Darm-Störungen und Muskelentzündungen auslösen.

Der Cholesterinspiegel reagiert gut auf eine Ernährungsumstellung. Es kann Wunder wirken, Nahrungsmittel zu essen, die wenig gesättigtes Fett enthalten, und den Verzehr von tierischen Produkten – den Hauptquellen für schlechtes Cholesterin – einzuschränken. Die Wirkung des Ingwers auf das Blutfett wurde bereits untersucht. Eine kontrollierte klinische Doppelblindstudie belegte, dass Patienten mit einem hohen Blutfettspiegel, die 45 Tage lang täglich drei Gramm Ingwer aßen, den Cholesterin- und den Triglyceridspiegel im Vergleich zu einem Placebo um etwa 90 und 36 Prozent senken konnten.[50] Ingwer enthält zudem Vitamin B_3, das nachweislich das schlechte Cholesterin im Körper reduziert und den Anteil an gutem Cholesterin erhöht. Der Verzehr von Ingwer ist offenbar ein wirksames Mittel, um das Cholesterin in den Griff zu bekommen.

Sepsis

Sepsis oder Blutvergiftung ist eine schwere und lebensbedrohende Komplikation eines Infektes. Das Immunsystem aktiviert Makrophagen – weiße Blutkörperchen, die Zelltrümmer und Fremdkörper verdauen –, um die Infektion zu bekämpfen; doch diese Reaktion kann eine Entzündung im ganzen Körper hervorrufen. Manchmal ist eine Reihe von Veränderungen die Folge, die mehrere Organe schädigt und zu Organversagen führen kann. Mit der Zeit kommt es zu einem septischen Schock und der Blutdruck fällt drastisch. Das kann zum Tod führen. Eine frühe Behandlung mit Antibiotika und intravenösen Flüssigkeiten kann die Sepsis beseitigen. Manchmal werden Medikamente eingesetzt, die den Blutdruck erhöhen. Jede Infektion kann zu einer Sepsis führen, einerlei, ob sie durch Bakterien, Viren oder Pilze verursacht wurde.

Makrophagen produzieren starke Chemikalien, die systemische Entzündungen fördern, wie man sie bei einer Sepsis beobachten kann. Wenn man sie mehrere Male mit 6-Gingerol behandelt, wird die Bildung dieser entzündungsfördernden Chemikalien lahmgelegt, ohne dass die Makrophagen ihre Fähigkeit verlieren, Fremdkörper einzufangen und zu zerstören.[51] Diese entzündungshemmende Wirkung des 6-Gingerols kann man nutzen, um bei Sepsis und ähnlichen Zuständen Entzündungen zu lindern. Der Kampf des Körpers gegen die Infektion wird dadurch nicht behindert.

Alzheimer

Die Alzheimerkrankheit, eine Form der Demenz, ist eine fortschreitende und meist irreversible Gehirnstörung (die aber in frühen und teils auch noch mittleren Stadien aufgehalten und sogar umgekehrt werden kann [A. d. R.]). Sie kann mit einem deutlichen Gedächtnisschwund beginnen und dazu führen, dass Betroffene umherirren und sich verirren, immer wieder die gleiche Frage stellen und unter Veränderungen der Persönlichkeit und des Verhaltens leiden. Mit der Zeit werden die Gedächtnisstörungen und die Verwirrung schwerer und die Patienten haben Mühe, Freunde und Angehörige zu erkennen, komplexe Aufgaben zu lösen und neue Situationen zu bewältigen. Im Spätstadium schrumpft das Gehirngewebe erheblich und die Kommunikation wird schwierig. Alzheimer-Patienten sind dann völlig abhängig von anderen und werden oft bettlägerig. Bei den meisten Menschen beginnen die Alzheimer-Symptome mit Mitte 60. Ein früher Beginn kann genetische Ursachen haben, ein später Beginn ist auf komplexe Gehirnveränderungen zurückzuführen, die sich im Laufe von Jahrzehnten entwickeln. Ärzte ermutigen die Patienten, sich auf ihre mentalen Funktionen zu konzentrieren und Verhaltenssymptome in den Griff zu bekommen. Die US-Arzneimittelbehörde FDA hat mehrere Medikamente zur Behandlung dieser Symptome zugelassen.

In Südasien wird das Ingwerrhizom seit Jahrhunderten gegen Demenz eingesetzt. Eine Studie zeigte, dass 6-Shogaol der bioaktive Bestandteil des Ingwers ist und Gedächtnisstörungen lindert, indem es die Aktivierung der Gliazellen – der häufigsten Zellen im Zentralnervensystem – hemmt.

Gliazellen spielen eine wichtige Rolle bei der Zerstörung der Neuronen, die wir für das Gedächtnis und andere kognitive Funktionen benötigen.[52] Ingwer verlangsamt den Zellverlust im Gehirn und hilft Betroffenen, länger aktiv, wach und klar zu bleiben.

Parkinson

Parkinson ist eine Krankheit des Zentralnervensystems, die zu Tremor (Zittern), Steifheit, langsamen Bewegungen und Gleichgewichtsstörungen führen kann. Nervenzellen im Gehirn werden geschädigt und der Dopaminspiegel sinkt. Die Folge ist eine abnorme Gehirnaktivität, die die genannten Symptome auslöst. Die Ursache der Krankheit ist weitgehend unbekannt, aber man glaubt, dass eine genetische Veranlagung zusammen mit Umweltreizen eine Rolle spielt. Wenn diese Krankheit fortschreitet, lassen die kognitiven Funktionen nach und Betroffene leiden an Schlafstörungen, Depression, Verstopfung, starker Müdigkeit und Blasenbeschwerden. Parkinson ist unheilbar, aber man kann die Symptome mit Medikamenten lindern, die den Dopamingehalt des Gehirns steigern oder das Hormon ersetzen. In einigen fortgeschrittenen Fällen kann eine Operation notwendig sein, bei der zur Symptomlinderung Elektroden in eine bestimmte Gehirnregion eingesetzt werden. Häufig werden Bewegung, Physiotherapie und Sprechtherapie empfohlen.

Freie Radikale sind möglicherweise an dieser Krankheit beteiligt. Das sind hochreaktive Moleküle, die in einer Zelle eine Kettenreaktion auslösen und die Zelle zerstören. Antioxidantien neutralisieren freie Radikale und schützen die

Zelle vor Schäden. Zingeron, eine Verbindung in der Ingwerwurzel, wurde bei Mäusen auf ihre antioxidative Wirkung im Gehirn getestet. Die Sauerstoffaufnahme stieg, die Bildung von freien Radikalen nahm ab. Diese antioxidative Wirkung und die Fähigkeit des Zingerons, die Bildung eines Enzyms zu steigern, das freie Radikale neutralisiert, erklären, warum die Verbindung Neuronen schützt. Zingeron kommt daher als Mittel gegen Parkinson in Betracht.[53]

Leberschäden

Die Leber ist das größte innere Organ des Körpers. Sie filtert Toxine aus dem Blut, damit sie keine Gewebe schädigen können. Wenn das Lebergewebe selbst geschädigt ist, kann es sich regenerieren und neues, gesundes Gewebe bilden. Ist der Schaden zu groß, wird die Leber krank und kann nicht mehr arbeiten, wie sie sollte. Es gibt viele Ursachen für Leberkrankheiten, unter anderem Hepatitis A, B und C, Leberzirrhose, nicht alkoholische Fettleberkrankheit und alkoholische Hepatitis. Mögliche Symptome sind Bauchschmerzen und Bauchschwellungen, starke Müdigkeit, blaue Flecken, Appetitverlust und Gelbsucht.

Eine Studie mit Labortieren zeigte, dass die Verabreichung von Ingwer und Wegwarte Leberschäden deutlich reduziert und die Zusammensetzung des Blutes in der Leber normalisiert. Diese Wirkung trat auch ein, wenn die Tiere nur Ingwer erhielten.[54] Vielleicht hilft Ingwer auch, die nicht alkoholische Fettleberkrankheit zu verhindern und zu behandeln, die heutzutage häufiger vorkommt, weil es immer mehr Diabetiker gibt. Diese Schutzwirkung geht darauf zurück, dass Ingwer den oxidativen Stress in der Leber lindert, die Insulinresistenz verringert und Entzündungen hemmt.[55] Die antioxidative Wirkung des Ingwers schützt zudem vor alkoholbedingten Leberschäden.[56] Mit Ingwer können wir also Leberkrankheiten auf natürliche Weise verhindern und behandeln.

Nierenversagen

Von dieser Krankheit sprechen wir, wenn die Nieren nicht mehr fähig sind, Abfallprodukte aus dem Blut zu filtern und den Flüssigkeitshaushalt zu regulieren. In akuten Fällen können sich gefährliche Mengen von Abfallprodukten im Blut ansammeln. Das geschieht schnell und bedarf einer intensiven Behandlung. Eine vollständige Genesung nach einem akuten Nierenversagen ist möglich. Ein chronisches Nierenversagen ist hingegen progressiv und nicht heilbar. Die Symptome sind auf die Anreicherung von Abfallprodukten im Körper zurückzuführen: Schwäche, Kurzatmigkeit, starke Müdigkeit und Verwirrung. Herzrhythmusstörungen und plötzlicher Tod können folgen. Vorbeugung ist die beste Medizin; dazu gehören die Überwachung des Blutdrucks und eine optimale Diabetestherapie. Ist die Krankheit zu weit fortgeschritten, ist eine Dialyse oder Transplantation notwendig.

Ingwer enthält Antioxidantien, die das Gewebe vor freien Radikalen schützen. In einer Studie wurden Ratten mit einer fünfprozentigen Ingwerdiät gefüttert und man stellte fest, dass der Ingwer Nierenschäden verringerte und die Nieren schützte, indem er die freien Radikale beseitigte, die diese

Schäden (zum Teil) verursachen.[57] Eine ähnliche Studie testete die Wirkung des Ingwers auf chronisches und akutes Nierenversagen. Ingwer schützte die Nieren vor freien Radikalen und vor Entzündungen. Er kann das Fortschreiten der Krankheit verlangsamen und eine Dialyse hinauszögern.[58]

Hodenentzündung

Hoden sind die männlichen Geschlechtsorgane, die Sperma und das Hormon Testosteron produzieren. Sie können sich entzünden, wenn Viren oder Bakterien aus dem Blut, aus anderen Körperteilen oder aus der Röhre, die den Samen aus dem Hoden befördert, in die Hoden eindringen. Die Folgen sind Druckempfindlichkeit, Schwellung, Rötung, Schmerzen, Fieber, Übelkeit, Erbrechen und Blut im Sperma. Meist wird diese Entzündung mit Antibiotika behandelt, um die Bakterien abzutöten, die die Infektion verursachen; sie wirken allerdings nicht gegen Viren.

Ingwer ist eine wirksame Arznei gegen die Infektion. Er enthält sowohl antibakterielle als auch antivirale Substanzen und beseitigt daher die Ursache der Infektion. Seine entzündungshemmenden Substanzen reduzieren die Schwellung. Da die Hoden sehr empfindlich sind, können selbst kleine Verletzungen erhebliche Schmerzen auslösen. Auch hier hilft der Ingwer. Er lindert die Schmerzen in den Hoden, in der Leiste und im Unterleib. Ingweröl in einem Basisöl können Sie direkt auf die Hoden auftragen, um Schmerzen und Entzündungen zu lindern.

Bauchspeicheldrüsenkrebs

Dieser Krebs beginnt im Gewebe der Bauchspeicheldrüse, dem Organ, das waagrecht hinter dem unteren Teil des Magens liegt. Diese Drüse produziert Verdauungsenzyme und Hormone, die den Zuckerstoffwechsel regulieren. Krebs entsteht, wenn Zellen mutieren und schnell und unaufhörlich wachsen. Sie leben weiter, wenn die normalen Zellen abgestorben sind, und bilden schließlich Tumore. Die Krankheit bleibt oft unbemerkt und breitet sich rasch aus. Symptome treten erst im Laufe der Zeit auf: Appetitverlust, Gewichtsabnahme, Blutgerinnsel, Depression, Schmerzen im Oberbauch und Gelbsucht. Behandelt wird dieser Krebs mit Operationen, Chemotherapie und Strahlentherapie.

Zwei Verbindungen im Ingwer wurden getestet und kommen als neue Arzneimittel gegen Bauchspeicheldrüsenkrebs in Betracht. Das 6-Gingerol unterdrückt das Wachstum der Krebszellen, indem es sie daran hindert, sich zu teilen, und indem es sie zur Selbstvernichtung anregt.[59] Zerumbon tötet Krebszellen ab.[60] Da es derzeit keine weiteren Kandidaten gibt, die Bauchspeicheldrüsenkrebs hemmen könnten, sollte man diese Ingwerbestandteile in der Therapie berücksichtigen.

Brustkrebs

Brustkrebs beginnt, wenn Zellen in der Brust ungezügelt wachsen und einen Tumor bilden. Tumore sind krebsartig, wenn sie sich in andere Körperteile ausbreiten. Brustkrebs kommt bei Frauen viel häufiger vor, aber auch Männer können an Brustkrebs erkranken. Mit Mammografie ist eine Früherkennung möglich, noch bevor Symptome auftreten. Wenn Brustkrebs nicht früh erkannt wird, kann er zu blutigem Ausfluss aus der Brustwarze führen. Manchmal verändert die Brust oder Brustwarze ihre Form oder Struktur und man kann in der Brust einen Knoten ertasten. Die Behandlung schließt oft Strahlentherapie, Chemotherapie oder eine Operation ein.

Ein Ingwerextrakt wurde an zwei Brustkrebszelllinien getestet, um herauszufinden, ob er das Wachstum von Tumoren hemmt. Er stoppte nicht nur das Wachstum der Krebszellen und die Koloniebildung, sondern wirkte zudem selektiv; das heißt, er schädigte gesunde Brustzellen nicht.[61] Das sind vielversprechende Neuigkeiten im Kampf gegen Brustkrebs.

Darmkrebs

Darmkrebs beginnt mit gutartigen Polypen im Dickdarm. Mit der Zeit können diese Polypen bösartig werden. Im Anfangsstadium treten kaum Symptome auf, doch mit der Zeit bemerken die Patienten Veränderungen bei der Darmentleerung, Blutungen im Enddarm, Bauchschmerzen, starke Müdigkeit und unerklärliche Gewichtsabnahme. Wie die meisten Krebsarten wird auch der Darmkrebs mit Strahlentherapie, Chemotherapie, einer Operation oder einer Kombination dieser Methoden behandelt.

Es gibt zahlreiche Studien über die Wirkungen des Ingwers auf Krebszellen im Darm. Eine randomisierte verblindete Studie mit Patienten, die 28 Tage lang täglich zwei Gramm

Ingwerwurzel zu sich nahmen, wies nach, dass Ingwer Entzündungen des Dickdarms hemmt und dabei gut verträglich und unbedenklich ist.[62] Dadurch wird das Darmkrebsrisiko gesenkt. Eine andere Studie zeigte, dass Ingwer die Zahl der Krebserkrankungen und der Tumore bei Ratten, denen Krebszellen eingepflanzt worden waren, verringerte.[63] Außerdem inaktiviert Ingwer nachweislich Darmkrebszellen durch DNA-Fragmentierung[64] und hemmt ihr Wachstum.[65] Ingwer ist also eine vielversprechende Ergänzung der üblichen Therapien.

Eierstockkrebs

Eierstockkrebs nennen wir das ungezügelte Wachstum von Zellen in den Eierstöcken oder Ovarien, das im Anfangsstadium oft unbemerkt bleibt. Dieser Krebs breitet sich in benachbarte Gewebe aus: in die Blase, in den Darm und in den Bauchraum, später in den ganzen Körper. Die genaue Ursache des Eierstockkrebses ist unbekannt, aber es gibt starke Hinweise auf eine genetische Komponente. Die Symptome sind oft unspezifisch: Blähungen, Schmerzen im Becken, Appetitlosigkeit und Erkrankungen der Harnorgane. Eierstockkrebs wird meist mit Chemotherapie und Operationen behandelt.

Studien im Krebszentrum der Universität von Michigan belegen, dass Ingwer Krebszellen in den Ovarien zerstören kann. Er veranlasst die Krebszellen, sich selbst zu vernichten, und die Lysosomen, die Krebszellen zu verdauen. Diese Organellen sind in den meisten Zellen zu finden; sie enthalten Verdauungsenzyme, die Zellbestandteile abbauen und zerstören können. In den Studien vernichtete der Ingwer Krebszellen ähnlich schnell oder sogar schneller als einige Chemotherapeutika, die am häufigsten angewandt werden. Andere Studien mit Kulturen von Eierstockkrebszellen wiesen nach, dass die Verbindung 6-Shogaol im Ingwer die Vermehrung von Krebszellen deutlich hemmt. Es ist also denkbar, dass man Eierstockkrebs mit Ingwer verhindern und behandeln kann.[66]

Hautkrebs

Das Hauptmerkmal dieses häufigen Krebstyps ist das abnorme Wachstum von Hautzellen als Folge einer Mutation. Hautkrebs entsteht meist an den Körperteilen, die der Sonne ausgesetzt sind; aber er kann sich auch auf Hautpartien entwickeln, die vor den schädlichen UV-Strahlen der Sonne geschützt sind. Andere Faktoren, zum Beispiel giftige Chemikalien oder ein schwaches Immunsystem, können ebenfalls eine Ursache sein.

Es gibt drei Hautkrebstypen. Das Basalzellenkarzinom (der weiße Hautkrebs) tritt meist im Gesicht und am Hals auf und ähnelt wächsernen Schwellungen oder narbenähnlichen Hautschäden. Das Plattenepithelkarzinom entsteht am häufigsten auf Hautpartien, die der Sonne ausgesetzt sind. Es sieht aus wie ein rotes Knötchen oder eine flache Hautwunde mit schuppender, verkrusteter Oberfläche. Melanome können überall auftreten und gleichen großen braunen Flecken mit dunkleren Tupfen oder dunklen Wunden an Händen, Füßen oder Schleimhäuten. Muttermale, deren Farbe oder Größe sich verändert, die bluten oder unregelmäßige Ränder haben, können Melanome sein. Operationen, Strahlentherapie oder Salben sind die übliche Behandlung bei Hautkrebs.

Ingwer ist ein vielversprechendes Mittel zum Schutz vor Hautkrebs. In einer Studie wurden Krebszellen aus menschlicher Haut mit 6-Gingerol aus dem Rhizom der Ingwerpflanze behandelt. Die Verbindung hemmte das Wachstum der Krebszellen, indem sie eine Reihe von Reaktionen auslöste, die zum Zelltod führten. Das lässt darauf schließen, dass 6-Gingerol sich für die Behandlung von Hautkrebs eignet.[67] Im Laufe einer ähnlichen Studie verringerten die Verbindungen 6-Paradol oder 6-Dehydroparadol aus dem Ingwer die Zahl der Mäuse, die an Hautkrebs erkrankten, und zudem die Zahl der Tumore je Maus.[68] Das sind weitere Belege dafür, dass Ingwer sich für die Behandlung von Hautkrebs eignet.

Leukämie

Leukämie ist ein Krebs der blutbildenden Gewebe. Das Knochenmark produziert abnorme weiße Blutkörperchen, die ihre Aufgaben, vor allem die Abwehr von Infektionen, nicht richtig erfüllen können. Die Zellen wachsen und teilen sich schneller und leben länger als normale Zellen. Sie verdrängen gesunde Zellen und lösen dann Symptome aus. Die genauen Ursachen sind unklar, aber man nimmt an, dass sowohl die Gene als auch die Umwelt eine Rolle spielen. Mögliche Symptome sind Fieber, Schüttelfrost, starke Müdigkeit, Knochenschmerzen, häufige Infektionen, starkes Schwitzen in der Nacht, häufiges Nasenbluten und geschwollene Lymphknoten. Wie die anderen Krebsarten wird auch die Leukämie mit Chemotherapie, Strahlentherapie und Medikamenten behandelt. Manchmal wird mit einer Stammzellentransplantation versucht, das kranke Knochenmark durch gesundes zu ersetzen.

Ingwer regt das Immunsystem an und verbessert dadurch die Abwehr von Infektionen bei Leukämiepatienten deutlich. Mehrere Ingwerbestandteile bekämpfen nachweislich Blutkrebszellen. 6-Gingerol zerstört die DNA der Krebszellen und unterdrückt die Umwandlung normaler Zellen in Krebszellen.[69] 6-Shogaol hemmt das Tumorwachstum und bewirkt, dass Leukämiezellen absterben.[70] Diese Verbindungen sind vielversprechende Mittel gegen Leukämie.

Leberkrebs

Dieser Krebs beginnt in den Zellen der Leber. Eine Mutation in der DNA bewirkt, dass die Zellen rasch wachsen und schließlich einen Tumor bilden. Es ist oft unklar, welche Ursache ein Leberkrebs hat, aber bestimmte chronische Infektionen mit Hepatitisviren in der Leber können dabei eine Rolle spielen. Die Symptome treten in den späteren Stadien der Krankheit auf: Gewichtsabnahme, Bauchschmerzen, gelbliche Haut (Gelbsucht), Erbrechen und andere. Behandelt wird der Leberkrebs mit der chirurgischen Entfernung eines Teils der Leber, einer Lebertransplantation, Chemotherapie und gezielter Therapie mit Medikamenten.

Ingwer ist als ergänzendes Mittel vielversprechend und 6-Shogaol bewirkt nachweislich das Absterben von Krebszellen. Diese Verbindung aktiviert ein Enzym, von dem man weiß, dass es den programmierten Zelltod veranlasst. Die Krebszellen schrumpfen, zerbrechen und sterben.[71] Außerdem kann Ingwer die Übelkeit und das Erbrechen verringern, den Appetit anregen, die Gewichtsabnahme reduzieren und die Bauchschmerzen lindern. Er regt zudem das Immunsystem an, sodass der Körper die Krankheit besser bekämpfen kann. Ingwer kann also in dieser schwierigen Zeit den allgemeinen Gesundheitszustand verbessern und die Leberfunktion optimieren.

Magenkrebs

Beim Magenkrebs beginnen die Zellen in der Magenschleimhaut zu wuchern und manchmal breiten sie sich in benachbarte Organe oder in die Lymphgefäße und Lymphknoten und von dort in andere Teile des Körpers aus. Dieser Krebs wächst langsam und oft treten erst im Spätstadium Symptome auf. Männer erkranken häufiger an Magenkrebs als Frauen und er kommt bei Menschen, die älter als Mitte 60 sind, häufiger vor. Nitrit und Nitrat in verarbeitetem Fleisch verursacht bei Labortieren Magenkrebs; deshalb ist es ratsam, auf fettige Mahlzeiten wie Pizza mit Salami und Speck mit Eiern zu verzichten. Rauchen kann das Magenkrebsrisiko verdoppeln und Passivrauchen ist ebenso gefährlich. Eine dritte häufige Ursache ist eine Infektion mit *H. pylori*. Die meisten Menschen mit dieser bakteriellen Infektion erkranken nie an Magenkrebs, aber eine chronische Infektion kann zu einer Schleimhautentzündung und zu einer gefährlichen Krebsvorstufe führen. Zu den Symptomen gehören Übelkeit, Erbrechen, Appetitverlust, Völlegefühl, Bauchschmerzen und Sodbrennen. Behandelt wird der Magenkrebs mit Medikamenten, Operationen, Chemotherapie und Strahlentherapie.

Ingwer kann die genannten Symptome lindern und vielleicht sogar den Krebs angreifen. Er kann Übelkeit unterdrücken und Erbrechen und Schmerzen lindern. Ingwer fördert mit seinem würzigen Aroma die Ausschüttung von Speichelenzymen und damit auch den Appetit. Er regt die Magenmotilität an und lindert dadurch das Völlegefühl, unter dem manche Patienten leiden. Zudem ist er nachweislich ein natürliches Heilmittel bei Sodbrennen. 6-Shogaol, eine Verbindung im Ingwer, lindert erwiesenermaßen die Aktivität von Magenkrebszellen, indem es Strukturen im Inneren der Zellen, Mikrotubuli genannt, zerstört und dadurch die Zellteilung lahmlegt.[72] Das lässt darauf schließen, dass es die Bildung neuer Krebszellen verringert und dadurch das Fortschreiten der Krankheit hemmt.

Prostatakrebs

Die Prostata ist eine kleine Drüse, die Samenflüssigkeit bildet, eine Art Nährflüssigkeit für die Spermien. Krebs kann entstehen, wenn einige Zellen in der Prostata mutieren, wachsen und sich rasch teilen. Diese Zellen überleben die normalen Zellen und bilden zusammen Tumore, die ins benachbarte Gewebe oder sogar in andere Körperteile vordringen können. Manche Prostatatumore wachsen langsam und bleiben auf die Prostata beschränkt; sie müssen nur minimal behandelt und überwacht werden. Andere Krebstypen sind aggressiver und breiten sich schnell aus. Diese benötigen eine invasive Behandlung, meist in Form von Operationen, Chemotherapie, Strahlentherapie oder Hormontherapie. Ist die Krankheit fortgeschritten, kann das Urinieren schwierig werden. Weitere Symptome sind Blut im Sperma, Erektionsstörungen sowie Knochen- oder Beckenschmerzen.

Ingwer ist als Mittel gegen diese Beschwerden leicht verfügbar und kostengünstig. Die Ergebnisse mehrerer Studien deuten auf positive Wirkungen hin. Extrakte aus ganzen Ingwerwurzeln wurden acht Wochen lang Mäusen verabreicht, und zwar 100 Milligramm pro Kilogramm Körpergewicht. Die Größe von Prostatatumoren nahm um 56 Prozent ab, während gesunde Zellen unbeeinflusst blieben.[73] Ingwerextrakt wurde auch auf seine Wirkung bei aggressivem Prostatakrebs getestet und es zeigte sich, dass er die Koloniebildung der Krebszellen erheblich hemmte.[74] Ingwer ist also auch bei Prostatakrebs wirksam.

Symptombehandlung

Fieber

Fieber nennen wir den vorübergehenden Anstieg der Körpertemperatur. Es ist keine Krankheit, sondern ein Anzeichen dafür, dass im Körper etwas Ungewöhnliches vorgeht. Leichtes Fieber sollte man nicht behandeln, damit das Immunsystem die Ursache beseitigen kann. Höheres Fieber ist bedenklicher und bedarf einer Behandlung. Schwitzen, Schüttelfrost, starke Müdigkeit, Muskelschwäche und Kopfschmerzen können mit Fieber einhergehen.

Mögliche Ursachen sind Viren, Bakterien, einige Medikamente, Sonnenbrand, Entzündungen und bösartige Tumore. Rezeptfreie Medikamente wie Aspirin und Paracetamol oder verschreibungspflichtige antibakterielle Wirkstoffe können zwar Fieber senken, sind aber nicht ohne Risiko. Antibiotika vernichten nützliche Darmbakterien und verursachen Verdauungsstörungen. Paracetamol kann in zu hoher Dosis zu Nieren- und Leberschäden führen. Aspirin kann Magenschmerzen, Magenblutungen und Schwäche hervorrufen.

Ingwer regt den Körper an, seine Temperatur zu erhöhen und Fieber auszulösen. Das bringt uns zum Schwitzen und trägt dazu bei, Giftstoffe schneller aus dem Körper zu entfernen. Das Vitamin C im Ingwer regt das Immunsystem an, die Wurzel der Krankheiten zu beseitigen, und Zink ist dafür bekannt, dass es Infektionen und ihre Symptome, auch Fieber, lindert. Eine Studie über die intravenöse und orale Verabreichung von 6-Gingerol und 6-Shogaol aus Ingwer bestätigte die fiebersenkende Wirkung des Ingwers.[75]

Abschwellendes Mittel

Schnupfen, Infektionen der oberen Atemwege, Asthma und Allergien können zu Schleimbildung in der Nase und in den Bronchien führen. Eine verstopfte Nase geht bisweilen mit Schmerzen in den Nebenhöhlen einher. Die Schleimhäute in der Nase sind dann gereizt und entzündet und bilden Schleim, sodass wenig oder gar kein Platz mehr für die Atemluft übrig bleibt. Auch die Schleimhäute in den Bronchien und Lungen können anschwellen und sich entzünden. Dann produzieren auch sie zu viel Schleim, um den Reizstoff zu entfernen. Das ist unangenehm und eine Belastung für das allgemeine Wohlbefinden. Kein Wunder, dass viele Menschen Hilfe bei rezeptfreien Medikamenten suchen. Abschwellende Mittel verengen entweder geschwollene Blutgefäße, sodass die Atemwege sich öffnen, oder sie verdünnen und lösen den Schleim in den Lugen, den Atemwegen und der Nase, wodurch das Aushusten oder Schnäuzen leichter fällt.

Ingwer wird immer häufiger als abschwellendes Mittel und Antihistamin eingesetzt und Kräuterarzneien für Kinder und Erwachsene beigefügt. Er hat eine wärmende Wirkung, er löst und verdünnt Schleim und öffnet dank seiner entzündungshemmenden Wirkung geschwollene Atemwege. Gingerol ist eine der Verbindungen im Ingwer, die nachweislich die Schleimbildung verringern und Entzündungen lindern. Eine der besten Methoden, Ingwer für diese Zwecke zu nutzen, ist Ingwertee. Das Wasser, die Hitze und der Dampf aus dem Tee tragen dazu bei, Schleim zu verdünnen. Schneiden Sie Ingwer in Scheiben und kochen Sie diese in Wasser. Geben Sie ein wenig warme Kokosmilch und einen Teelöffel rohen Honig aus der Region dazu, und Sie haben einen Ingwer-Kokosmilch-Tee.

Halsentzündung

Eine Halsentzündung geht mit Juckreiz und Schmerzen einher, die beim Schlucken schlimmer werden. Die Rachenmandeln können geschwollen sein und kleine weiße

Flecken aufweisen, die Stimme wird oft rau. Meist sind Viren oder Bakterien die Ursache, aber und Rauch, trockene Luft und Allergien können Beschwerden im Hals auslösen. Wenn die Schleimhäute im Hals gereizt oder entzündet sind, strömt mehr Blut in die betroffenen Regionen, das Blutkörperchen mitbringt, die Keime bekämpfen. Die Blutgefäße schwellen an, üben Druck auf die Nervenenden aus und verursachen Schmerzen. Eine von Viren hervorgerufene Halsentzündung dauert meist fünf bis sieben Tage und wird oft mit rezeptfreien Schmerzmitteln behandelt. Bei bakteriellen Infektionen verschreibt der Arzt Antibiotika.

Mit Ingwer kann man sowohl die unangenehmen und teils schmerzhaften Symptome als auch die Ursache einer Halsentzündung behandeln. Er verringert die Menge der Prostaglandine und Leukotriene im Körper, die Entzündungen und schmerzende Blutgefäße verursachen. Dadurch wird das Schlucken viel weniger schmerzhaft. Husten kann dagegen sehr schmerzhaft sein, wenn der Hals entzündet ist. Ingwer wird seit Jahrtausenden gegen Husten angewandt. Im Rahmen einer neueren Studie wurden Polysaccharide aus Ingwerrhizomen extrahiert und Meerschweinchen in Dosen zwischen 25 und 50 Milligramm je Kilogramm Körpergewicht verabreicht. Beide Dosen hemmten das Husten erheblich und es gab keine Anzeichen für eine Abhängigkeit.[76] Ingwer ist zudem eine starke Arznei bei Infektionen und kann sowohl Bakterien als auch Viren angreifen. Er verkürzt die Dauer einer Infektion und hilft dem Immunsystem, die Keime zu vernichten. Bei einigen bakteriellen Infektionen kann man neben den Antibiotika auch Ingwer einsetzen, um die Abwehrkräfte des Körpers noch mehr zu stärken.

Husten

Husten ist die Reaktion des Körpers auf gereizte Luftwege oder ein Reflex, mit dem Schleim und Fremdkörper aus den Lungen und aus den oberen Luftwegen entfernt werden sollen. Rauch, Staub, Allergien, Asthma, einige Medikamente, Krämpfe in den Bronchien oder ein eingeatmeter Gegenstand lösen trockenen Husten aus. Von produktivem Husten spricht man, wenn Schleim aus den Nebenhöhlen in den Rachen fließt oder aus den Lungen durch die Atemwege nach oben befördert wird. Infektionen, Viren, Lungenkrankheiten, das Postnasal-Drip-Syndrom und Rauchen können Husten mit Auswurf verursachen. Die meisten Menschen kaufen dann auswurffördernde Arzneien, um den Schleim zu lösen, oder Medikamente, die den Hustenreiz unterdrücken. Diese Mittel können süchtig machen und zu Schwindel, Benommenheit, Übelkeit und Erbrechen führen, sogar dann, wenn die empfohlene Dosis eingenommen wird.

Ingwer wird seit Tausenden von Jahren gegen Husten angewandt. Im Rahmen einer neueren Studie erhielten Meerschweinchen Polysaccharide (langkettige Kohlenhydrate), die aus Ingwerrhizomen extrahiert wurden. Daraufhin husteten die Tiere erheblich seltener und es gab keine Hinweise auf eine Abhängigkeit.[77] Ingwer ist zudem dafür bekannt, dass er Schleim in den Atemwegen löst und dadurch Husten lindert. Das medizinische Zentrum der University of Maryland empfiehlt, einen Tropfen Ingweröl oder ein paar Scheiben Ingwer in eine Schale mit dampfendem Wasser zu geben. Beugen Sie sich über die Schale und atmen Sie tief und langsam ein. Seien Sie aber vorsichtig, damit Sie sich nicht die Nasenhöhlen verbrennen. Mehrere Male am Tag Ingwertee zu trinken, ist ebenfalls hilfreich. Frisch geriebener Ingwer, frischer Zitronensaft und roher Honig sind ein herrlich erfrischender und lindernder Tee bei Husten, rauem Hals und verstopften Atemwegen.

Schnupfen und Grippe

Erkältungen und saisonale Grippe sind Krankheiten der Atemwege, die von verschiedenen Viren verursacht werden. Sie sind so ansteckend, dass wir uns infizieren können, wenn wir Gegenstände wie Türklinken, Treppengeländer oder Wasserhähne berühren. Gelangt das Virus an die Hände und wir berühren anschließend den Mund oder die Nase, nistet sich der Erreger in der Schleimhaut ein. Wenn wir in der Nähe einer erkälteten Person, die niest oder hustet, Luft einatmen, gelangt das Virus ebenfalls in unseren Körper. Viele verschiedene Viren können Erkältungen und Grippe verursachen und wenn der Körper den jeweiligen Erreger nie zuvor bekämpft hat, besitzt er nicht die richtigen Antikörper, um das eingedrungene Virus unschädlich zu machen. Das Immunsystem bekämpft dann das neue Virus und die gefürchteten Symptome treten auf. Ein rauer Hals, eine laufende oder verstopfte Nase, Niesen und Husten sind typische Anzeichen für eine Erkältung. Wenn diese Symptome mit Fieber, starker Müdigkeit und Muskelschmerzen einhergehen, liegt wahrscheinlich eine Grippe vor. Frei verkäufliche Mittel können einen Schnupfen oder eine Grippe nicht abkürzen, aber sie werden gegen jedes denkbare Symptom angepriesen. Es gibt Antihistamine, abschwellende Nasensprays, Hustenmittel und Lutschtabletten gegen Halsentzündung.

Ein preiswertes und wirksames Hausmittel gegen diese Symptome ist Ingwer. In Asien wird er seit Tausenden von Jahren als Naturheilmittel bei Schnupfen und Grippe angewandt. Das medizinische Zentrum der University of Maryland empfiehlt, zwei- bis dreimal täglich zwei gehäufte Esslöffel frisch gehackte Ingwerwurzel in heißem Wasser ziehen zu lassen, um Schnupfen- und Grippesymptome bei Erwachsenen zu lindern. Ingwer ist ein bekanntes Mittel gegen Viren, das dem Körper hilft, Viren loszuwerden. Er stärkt das Immunsystem und verkürzt die Dauer der Krankheit. Zudem lindert er die Symptome, die das Virus auslöst. Er fördert das Schwitzen, das Giftstoffe aus dem Körper entfernt, lindert Muskelschmerzen und senkt Fieber. Dank seiner entzündungshemmenden Wirkung kann er verstopfte Atemwege befreien. Außerdem ist er ein natürliches Hustenmittel,[78] das obendrein die Ausbreitung der Viren durch Aerosole verhindern kann. Da er auch beruhigt, fördert er den Schlaf, lindert auf diese Weise die Müdigkeit und gibt dem Körper Zeit und Energie, um das Virus zu besiegen.

Zahnschmerzen

Schmerzen in einem Zahn oder in seiner Umgebung können scharf oder pulsierend sein. Der Zahn schmerzt entweder ständig oder nur, wenn Druck auf ihn ausgeübt wird. Die Ursache ist meist eine gereizte Nervenwurzel. Manchmal kommt es zu Schwellungen um den Zahn herum und zu Kopfschmerzen. Mögliche Ursachen sind Karies, beschädigte Füllungen, eine Zahnfleischentzündung, ein dentales Trauma oder Zähneknirschen. Oft ist ein Besuch beim

Zahnarzt notwendig. Rezeptfreie Schmerzmittel können die Schmerzen und die Entzündung zeitweilig dämpfen.

Eine Alternative zu Medikamenten, zum Beispiel zu Ibuprofen oder Paracetamol, ist Ingwer. Er kann Schmerzen sofort und ohne Nebenwirkungen lindern, weil er starke entzündungshemmende Substanzen enthält und die Prostaglandine hemmt, die Entzündungen auslösen. Dadurch nimmt die Schwellung ab, die Druck auf den Zahnnerv ausübt und Schmerzen hervorruft. Ingwer ist nachweislich so wirksam wie Ibuprofen.[79] Mehrere klinische Doppelblindstudien belegen, dass Ingwer ein gutes Schmerzmittel ist.[80, 81] Seine starken schmerzstillenden Wirkstoffe können einem kranken, pochenden Zahn schnell helfen. Deshalb wird Ingwer seit Generationen als Hausmittel bei Zahnschmerzen verwendet. Sie können frischen Ingwer ins Zahnfleisch einreiben oder Ingwertee als Mundspülung benutzen.

Zahnfleischentzündung

Das Zahnfleisch an der Basis der Zähne – die Gingiva – kann sich entzünden. Dann blutet es, schwillt an und verändert seine Farbe von Rosa zu Rot. Es zieht sich zurück und Karies setzt ein. Die Ursache dieser Gingivitis ist hart gewordener Zahnbelag, Zahnstein genannt, unter und oberhalb der Zahnfleischgrenze. Zahnbelag enthält eine Menge Bakterien, die die Infektion in Gang setzen. Der Belag bildet sich täglich, doch er lässt sich mit der Zahnbürste und Zahnseide leicht entfernen. Beim Zahnstein ist das viel schwieriger. Diese Entzündung ist weitverbreitet und verläuft oft mild. Deshalb wissen die meisten Menschen nicht, dass ihr Zahnfleisch erkrankt ist. Dann ist professionelle Zahnreinigung notwendig, gefolgt von guter Mundhygiene zu Hause.

Um einer Zahnfleischentzündung vorzubeugen, können Sie Ingwer in einer Mundspülung verwenden. In einer randomisierten, placebokontrollierten Doppelblindstudie benutzten 60 Patienten eine Mundspülung mit Ingwer, Rosmarin und Ringelblume, während die Vergleichsgruppen ein Placebo oder eine antibakterielle Spülung erhielten. Die Spülungen wurden zweimal täglich 30 Sekunden lang angewandt. Nach zwei Wochen zeigte sich, dass die Ingwerspülung ebenso wirksam war wie die antibakterielle Spülung, und das ohne Nebenwirkungen.[82] Die antibakterielle Wirkung des Ingwers ist nachgewiesen; er wäre daher eine sichere und preiswerte Ergänzung der Mundhygiene zur Vorbeugung gegen Gingivitis und ihrer Behandlung.

Schwimmer-Ohr

Wasser, das nach dem Schwimmen im Ohr bleibt, kann eine Entzündung im äußeren Gehörgang hervorrufen. Das warme, feuchte Milieu ist ein guter Nährboden für Bakterien, die im Wasser leben. Sie befallen rasch die Haut und vermehren sich dort. Die Infektion löst Juckreiz und Rötung aus, bisweilen auch heftige Schmerzen im Ohr und in seiner Umgebung. Eiterung, Fieber und eine teilweise oder vollständige Blockade des Ohres können die Folge sein. Ärzte verschreiben meist Antibiotika oder Ohrentropfen, die Antibiotika und Steroide enthalten. Auch rezeptfreie Medikamente wie Ibuprofen werden oft empfohlen.

Ingwer kann bei allen Symptomen dieser Badeotitis helfen und sogar die Bakterien vernichten, die sie verursachen. Er enthält starke entzündungshemmende Substanzen, die die Schwellung und die Rötung lindern, indem sie Prostaglandine, die Ursache der Entzündung, hemmen. Dadurch nimmt der Druck auf die Nerven ab und die Schmerzen legen sich. Als Schmerzmittel ist Ingwer sogar ebenso wirksam wir Ibuprofen.[83] Er enthält zudem antibakterielle Stoffe, die Bakterien abtöten, sodass das Ohrengewebe sich regenerieren kann.

Arznei für das Schwimmer-Ohr

- 1 TL frischer Ingwer
- 2 EL Olivenöl

1. Frischen Ingwer hacken und in Olivenöl streuen.
2. Die Mischung auf dem Herd im Wasserbad 20 Minuten lang behutsam wärmen. Das Öl im Ingwer gibt seine aktiven Wirkstoffe an das Olivenöl ab.
3. Den Ingwer aus dem Olivenöl entfernen. Legen Sie sich auf die Seite, das entzündete Ohr liegt oben. Dann zwei oder drei Tropfen mit einer Pipette ins Ohr träufeln. Einige Minuten liegen bleiben. Öl, das aus dem Ohr tropft, wenn Sie wieder aufrecht stehen, mit einem Papiertaschentuch entfernen.

Anregung des Milchflusses

Viele stillende Mütter fürchten, dass ihr Baby nicht genug Milch bekommt. Das lässt sich nicht so genau messen wie bei der Flaschenfütterung. Solange das Baby ausreichend

Gewicht zulegt und genügend nasse und volle Windeln hat, bekommt es wahrscheinlich genügend Muttermilch. Andernfalls benötigt es Hilfe. Ein Arztbesuch ist dringend anzuraten, weil möglicherweise nicht mangelnde Versorgung mit Milch die Ursache der Unterentwicklung ist.

Die Kry, eine kleine ethnische Gruppe in Laos, stimulieren die Milchproduktion sofort nach der Entbindung mit Ingwer. Statt der Wurzel verwenden sie Ingwerblätter. Die Mütter trinken den Saft aus den Blättern oder bereiten aus ihnen einen Umschlag und legen ihn auf die Haut.[84] Die Wirkung des Ingwers ist seit vielen Jahren bekannt und hat sich als wirksam erwiesen. Wahrscheinlich fördert der Ingwer den Milchfluss und die Milchproduktion.

Mastitis

Mastitis ist eine schmerzhafte Entzündung der Brustdrüse, die meist dann vorkommt, wenn eine Mutter ihr Baby stillt. Manchmal erkranken aber auch Frauen, die nicht stillen. Mastitis tritt meist in den ersten drei Monaten des Stillens und nur in einer Brustdrüse auf. Wird die Milch beim Stillen nicht vollständig aus den Milchgängen entfernt, kann sie die Milchgänge verstopfen. Die Folge ist, dass die Milch stockt und zu einem günstigen Nährboden für Bakterien wird. Die Symptome einer Mastitis können ziemlich schnell auftreten und Schmerzen, Schwellungen, Überempfindlichkeit, Hitze, Rötung und Fieber auslösen. Da es sich um eine bakterielle Infektion handelt, werden oft Antibiotika verordnet. Viele Frauen nehmen auch rezeptfreie Schmerzmittel ein.

Die Kry behandeln Frauen nach der Entbindung traditionell mit Heilpflanzen. Im Gegensatz zu anderen Stämmen in der Region stillen Kry-Frauen ihre Babys sofort nach der Geburt, so wie viele Frauen der nordamerikanischen Ureinwohner. Es überrascht daher nicht, dass sie bisweilen an Mastitis erkranken. Sie haben keinen Zugang zu Antibiotika und Schmerztabletten, aber sie kennen wirksame Heilpflanzen. Die Kry machen aus Ingwerblättern einen Umschlag und legen ihn auf die Brüste, um den Milchfluss zu verbessern und Schmerzen und Entzündungen zu lindern.[85] Das ist eine Bestätigung für Studien, die dem Ingwer eine entzündungshemmende und schmerzstillende Wirkung bescheinigen. Wir sollten Ingwer als Alternative für Medikamente in Betracht ziehen, da er Schwellungen nachweislich ebenso wirksam lindert wie so manche Schmerztablette.[86] Zudem hat Ingwer auch antibakterielle Eigenschaften und wirkt daher gegen die Infektion selbst. Es kann die Bakterien in der Brust beseitigen, ohne den nützlichen Bakterien zu schaden, die wir für einen gesunden Verdauungstrakt brauchen. Antibiotika vernichten die Darmflora und es kann einige Zeit dauern, bis der Körper sich davon erholt.

Primäre Menstruationsbeschwerden

Gebärfähige Frauen leiden kurz vor Beginn der Menstruation oder in den ersten Tagen des Zyklus häufig an Scherzen und Krämpfen. Die Beschwerden können leicht bis schwer sein und werden als dumpfe, pulsierende Schmerzen im Unterbauch, in den Hüften, im Rücken und in den Oberschenkeln beschrieben. Sie dauern meist 12 bis

72 Stunden und hindern manche Frauen mehrere Tage lang daran, ihren normalen Aktivitäten nachzugehen. Die Muskeln der Gebärmutter ziehen sich zu stark zusammen und üben Druck auf benachbarte Blutgefäße aus. Dadurch werden die Muskeln vorübergehend von der Sauerstoffversorgung abgeschnitten und die Folge sind Schmerzen. Um sie zu lindern, werden rezeptfreie Schmerzmittel und Hormontabletten eingesetzt. Primäre Menstruationsschmerzen treten meist in jedem Zyklus auf und können mit anderen Symptomen einhergehen, zum Beispiel mit Erbrechen, Durchfall und starker Müdigkeit. Sie unterscheiden sich von den sekundären Menstruationsbeschwerden, deren Ursache Störungen der Fortpflanzungsorgane oder eine Infektion sind.

Das Hauptziel der Behandlung ist die Linderung der Schmerzen und der anderen Symptome, etwa Übelkeit, Erbrechen und Durchfall. Wenn man diese Symptome in den Griff bekommt, verschwindet die Erschöpfung von selbst. Ingwer wird oft als Schmerzmittel verwendet. Klinische Studien zu primären Menstruationsbeschwerden haben gezeigt, dass 1000 Milligramm eines Ingwerrhizompulvers, nach dem Beginn der Menstruation drei Tage lang eingenommen, ebenso wirksam sind wir Ibuprofen und Mefenaminsäure, ein nicht steroidaler Entzündungshemmer, der gegen Menstruationsschmerzen verordnet wird.[87] Eine dieser Studien lässt darauf schließen, dass 1500 Milligramm Ingwerwurzelpulver, zwei Tage vor dem Einsetzen der Menstruation und weitere drei Tage danach eingenommen, die Schmerzen wirksamer lindert als eine Anwendung zu Beginn der Menstruation. Beide Methoden waren jedoch signifikant wirksamer als ein Placebo.[88]

Ingwer lindert auch Durchfall während der Menstruation. Er entspannt die Darmmuskeln und lindert Krämpfe, indem er die Aktivität der Enzymbildung im Darm fördert. Die Enzyme zerlegen die Nahrung und sorgen für die Resorption von Nährstoffen und Wasser. Dadurch wird der Stuhl fester. Die Peristaltik wird langsamer und der Stuhlgang normalisiert sich. Frauen, die während der Menstruation zu Übelkeit neigen, werden feststellen, dass Ingwer auch dieses Symptom lindert. Eine Dosis, die Schmerzen stillt, wirkt auch gegen Übelkeit.

Schwangerschaftsübelkeit

Übelkeit und Erbrechen in der Schwangerschaft sind meist auf hormonelle Schwankungen zurückzuführen. Sie treten häufig in den ersten drei Monaten auf, manchmal auch während der gesamten Schwangerschaft, und sie plagen Frauen nicht nur morgens, sondern den ganzen Tag lang. In den meisten Fällen ist keine Behandlung notwendig, aber wenn die Übelkeit wirklich lästig wird, kann der Arzt Vitamin-B_6-Injektionen, Antihistamine oder Medikamente gegen Übelkeit verschreiben.

Oft wird Frauen geraten, Ginger Ale zu trinken, um den Magen zu beruhigen und die Übelkeit zu lindern. Das wäre ein guter Rat, wenn Ginger Ale wirklich Ingwer enthielte. Die meisten Marken enthalten aber keinen Ingwer, sondern nur Zusätze mit Ingweraroma, die nicht mit den Vorzügen des Ingwers dienen können. Ingwertee aus frisch geschnittenem Ingwer hilft wirklich gegen Übelkeit. Zum Glück für werdende Mütter wurde Ingwer bei Schwangeren ausgiebig getestet und hat sich für sehr wirksam und unbedenklich erwiesen. Eine Studie belegt, dass 500 Milligramm (¼ Teelöffel) Ingwerpulver Übelkeit signifikant und Brechreiz in etwas geringerem Umfang lindern. Das Geburtsgewicht, das Schwangerschaftsalter und die Häufigkeit von Geburtsfehlern wurden nicht beeinflusst.[89] Eine andere Studie zeigte, dass Schwangere signifikant seltener an Übelkeit und Erbrechen litten, wenn sie täglich 1000 Milligramm (½ Teelöffel) Ingwer einnahmen.[90] Dabei war Ingwer ebenso wirksam wie Dimenhydrinat – ohne Nebenwirkungen.[91] Trotz bewiesener Unbedenklichkeit ist es immer ratsam, mit einem Arzt zu sprechen, bevor Sie während der Schwangerschaft irgendwelche Heilmittel einnehmen. Ingwer ist keine Ausnahme.

Reise- und Bewegungsübelkeit

Fast jeder Mensch leidet irgendwann in seinem Leben an Reiseübelkeit. Dann sind Fahrten im Vergnügungspark nicht mehr verlockend, weil das Auf und Ab, die Seitwärtsschwankungen und die kreisförmigen oder ruckartigen Bewegungen starke Schwindelgefühle, kalten Schweiß, Übelkeit und Erbrechen hervorrufen können. Diese Beschwerden treten bei allen Arten von Bewegungen auf, im Flugzeug, auf dem Schiff, im Auto oder im Zug. Die Ursache sind widersprüchliche Signale, die der Körper, die Augen und das Innenohr dem Gehirn senden. Oft werden dagegen Tabletten oder Pflaster verschrieben, die jedoch Benommenheit, Mundtrockenheit, Sehstörungen und Orientierungsstörungen auslösen können.

Ingwer wird häufig gegen Bewegungsübelkeit verordnet und er lindert sie nachweislich besser als Dimenhydrinat.[92] Im Rahmen einer Studie mit 80 Seeleuten, die zur Seekrankheit neigten, stellte sich heraus, dass diejenigen, die 1000 Milligramm (½ Teelöffel) Ingwerpulver einnahmen, weniger an Erbrechen und kaltem Schweiß litten als Probanden, die ein Placebo bekommen hatten. Auch Übelkeit und Schwindel wurden gelindert, wenn auch nicht statistisch signifikant.[93] In einer anderen Studie erhielten Probanden entweder 1000 oder 2000 Milligramm (½ bis 1 Teelöffel) Ingwer, bevor man bei ihnen durch verschiedene Reize Bewegungsillusionen auslöste, die Übelkeit hervorriefen. Die Teilnehmer litten signifikant seltener an Übelkeit, die elektrische Aktivität im Magen war geringer und sie hatten weniger Hormone im Blut, die Übelkeit auslösen.[94] Diese Studie belegt, dass Ingwer der Bewegungsübelkeit entgegenwirkt. Nehmen Sie ihn vor einer Reise ein, um einer Übelkeit vorzubeugen, oder wenden Sie ihn an, wenn Ihnen bereits übel ist.

Übelkeit während der Chemotherapie

Die Chemotherapie ist eine Krebstherapie, die ein Medikament oder einen Cocktail von Medikamenten benutzt, um schnell wachsende Krebszellen abzutöten. Diese Therapie löst meist Übelkeit und Erbrechen aus, je nachdem, welche Chemikalien man in welchen Dosen verwendet und welche anderen Therapien, zum Beispiel eine Strahlentherapie, zusätzlich eingesetzt werden. Stress und Angst können das Risiko für Übelkeit vergrößern, und wenn diese erst einmal begonnen hat, ist sie schwer zu behandeln und die Erschöpfung des Patienten verschlimmert sich. Deshalb verordnen die Ärzte Medikamente, um einer Übelkeit vorzubeugen. Es gibt zahlreiche sehr wirksame Medikamente. Heutzutage kann man eine Chemotherapie ambulant verabreichen, sodass die Patienten während der Behandlung leben können wie zuvor. Die einzelnen Medikamente lösen unterschiedliche Nebenwirkungen aus. Die häufigsten sind Durchfall, Verstopfung, Kopfschmerzen, Magen- und Muskelschmerzen, Wunden im Mund und Veränderungen der geistigen Fähigkeiten.

Krebspatienten, die eine Chemotherapie erhalten, haben oft Angst vor den Folgen und fühlen sich körperlich und seelisch ausgelaugt. Übelkeit kommt bei dieser Therapie häufig vor, sogar wenn die Patienten ein Medikament dagegen erhalten. Rechtzeitige Vorbeugung kann ihre Lebensqualität deutlich verbessern. Ingwer lindert nachweislich Übelkeit und Erbrechen und kann auch vorbeugend angewandt werden. Er hat wenige oder gar keine Nebenwirkungen; dennoch ist es ratsam, mit einem Arzt zu sprechen, um sicher zu sein, dass es keine Wechselwirkungen mit Medikamenten gibt. Studien haben bestätigt, dass Ingwer hilfreich ist, wenn er zusammen mit Medikamenten gegen Übelkeit verabreicht wird. Eine multizentrische Doppelblindstudie testete drei Dosen Ingwer gegen ein Placebo bei Patienten, die auch ein Medikament gegen Übelkeit einnahmen. Die Behandlung mit Ingwer begann drei Tage vor der Chemotherapie und dauerte insgesamt sechs Tage. Alle Ingwerdosen linderten die Übelkeit am ersten Tag der Chemotherapie signifikant. Am wirksamsten waren 500 Milligramm (¼ Teelöffel) und 1000 Milligramm (½ Teelöffel).[95] Dieser Befund wird durch eine andere Doppelblindstudie gestützt, die zeigte, dass die Einnahme von Kapseln mit Ingwerwurzelpulver die Übelkeit bei Kindern und Erwachsenen lindern kann. Die Patienten wurden zusätzlich mit Ondansetron und Dexamethason behandelt, zwei Medikamenten gegen Übelkeit.[96] Ingwer kann zusammen mit konventionellen Medikamenten gegen Übelkeit verabreicht werden, um eine Übelkeit noch stärker zu verringern und die Therapie für Patienten angenehmer zu machen.

Ingwer schützt auch den Verdauungstrakt und kann Durchfall und Verstopfung lindern, weil er die Muskeln der Darmwände entspannt, Krämpfe lindert und den Transport der Nahrung durch den Darm fördert. Er enthält starke entzündungshemmende Substanzen und lindert Kopfschmerzen und Migräne, indem er Prostaglandine hemmt, die Entzündungen und dadurch auch Schmerzen in den Blutgefäßen des Kopfes auslösen. Er verbessert nachweislich die Konzentration, die ebenfalls unter der Chemotherapie leiden kann.

Übelkeit während der Aids-Therapie

Aids wird vom HIV, dem menschlichen Immunschwächevirus, verursacht. Dieser Erreger schwächt das Immunsystem so sehr, dass es Infektionen nicht mehr abwehren kann. Ungeschützter Sex und gemeinsam benutzte Nadeln sind die häufigsten Übertragungswege. Die Krankheit ist nicht heilbar, aber eine Behandlung mit Medikamenten gegen Retroviren kann ihr Fortschreiten verlangsamen und helfen, Sekundärinfektionen vorzubeugen. Es gibt verschiedene Medikamente, doch fast alle lösen Übelkeit und Erbrechen aus.

Daher fällt es den meisten Behandelten schwer, die Therapie durchzuhalten, und sei es nur einige Wochen lang.

Ingwer lindert nachweislich Übelkeit und Erbrechen bei der Bewegungskrankheit, in der Schwangerschaft und während der Chemotherapie. Eine neue Studie zeigt, dass Ingwer auch Übelkeit während der Aids-Therapie lindert. Im Rahmen dieser Studie nahmen HIV-Patienten zweimal täglich 500 Milligramm (¼ Teelöffel) Ingwer ein, und zwar 30 Minuten bevor sie ihre Medikamente gegen Retroviren erhielten. Während der 14-tägigen Behandlung nahmen Übelkeit und Erbrechen ab.[97] Ingwer lindert also die Übelkeit, die eine HIV-Therapie hervorruft, und ermutigt wahrscheinlich die Patienten, die Behandlung fortzusetzen.

Übelkeit nach Operationen

Übelkeit nach einer Operation kann 24 bis 48 Stunden dauern und mit Brechreiz einhergehen. Schuld daran sind meist Anästhetika, die verabreicht werden, um zeitweilig Schmerzen zu lindern, die Muskeln zu entspannen und das Bewusstsein auszuschalten. Übelkeit ist nicht nur äußerst unangenehm, sie kann auch die Dauer des Aufenthalts im Krankenhaus verlängern und bei manchen Patienten zu einer neuerlichen Einweisung führen. Fast alle Menschen haben irgendwann im Leben Übelkeit erlebt und wissen, wie sehr sie den normalen Tageslauf stört.

In einer Studie erhielten Patientinnen nach einer gynäkologischen Operation vor dem Eingriff 1000 Milligramm (½ Teelöffel) Ingwer. Diese Dosis verringerte die Fälle von

Übelkeit und Erbrechen ohne Nebenwirkungen.[98, 99] Die positive Wirkung trat bei verschiedenen Operationen ein, bei denen Wissenschaftler Ingwer als Mittel gegen Übelkeit testeten.[100] Ingwer muss nicht geschluckt werden, um Übelkeit zu lindern. Ein Anästhesist untersuchte, ob fünfprozentiges Ingweröl, vor einer Operation auf die Haut aufgetragen, Übelkeit und Erbrechen nach dem Eingriff lindert, und stellte fest, dass bei 80 Prozent der Patienten keine Übelkeit auftrat. Bei den Patienten, die kein Ingweröl bekamen, litt die Hälfte an Übelkeit. Beide Gruppen wurden auch mit konventionellen Medikamenten behandelt.[101] Es besteht kein Zweifel daran, dass Ingwer, vor einer Operation angewandt, die durch Anästhesie ausgelöste Übelkeit lindert. Dadurch erholen sich Patienten viel schneller und die Operation wird besser verträglich.

Depression

Eine Depression ist eine Gemütsstörung (affektive Störung), die tiefe Traurigkeit und Desinteresse an Aktivitäten auslöst. Sie hat Einfluss darauf, wie wir fühlen, denken und uns verhalten und kann nicht nur psychische, sondern auch körperliche Probleme hervorrufen. Eine klinische Depression kann einmal im Leben oder viele Male vorkommen. Dieses Gefühl der Traurigkeit und des Kummers kann zu Schlafstörungen, Appetitverlust, schlechter Konzentration, starker Müdigkeit, Suizidgedanken und körperlichen Symptomen wie Rücken- und Kopfschmerzen führen. Veränderungen im Hormonhaushalt können eine Depression auslösen. Biochemische Vorgänge im Gehirn und deren Auswirkungen auf die Stimmung gelten als wichtige Mitursache. Oft werden eine psychologische Beratung und Antidepressiva verordnet. Allerdings haben diese Medikamente zahlreiche Nebenwirkungen, untere anderem Übelkeit, Schlafstörungen, Sehtrübungen, Gewichtszunahme, starke Müdigkeit und sexuelle Störungen.

Mehrere der in Ingwer enthaltenen Bestandteile beeinflussen die Stimmung nachweislich positiv. Im ätherischen Ingweröl ist auch Geraniol enthalten. Mäuse, die leichtem Stress ausgesetzt waren, wurden drei Wochen mit Geraniol behandelt und neigten dabei weniger zu depressionsähnlichen Verhaltensweisen. Diese Wirkung könnte sich bei der Behandlung der klinischen Depression als nützlich erweisen.[102] Bei einem anderen Test wurde Mäusen Dehydrozingeron aus Ingwerrhizomen verabreicht und es gab Anzeichen dafür, dass diese Verbindung eine starke antidepressive Wirkung hat und körpereigene Chemikalien im Gehirn beeinflusst, die als Hormone und Neurotransmitter aktiv sind.[103] Ingwer ist zudem völlig unbedenklich und macht nicht süchtig. Er ist eine vorzügliche Alternative für die zu oft angewandten Antidepressiva.

Anorexie

Typisch für diese psychische Störung sind unnötiger Gewichtsverlust, ein extrem niedriger Body-Mass-Index, irrationale Angst vor Gewichtszunahme und ein gestörtes Körperbild. Die Ursachen sind vielfältig: Traumata in der Kindheit, gesellschaftlicher Druck, Hormonstörungen oder Nährstoffmängel. Die Genetik dürfte auch eine Rolle spielen, die aber noch nicht genau verstanden wird. Betroffene sind bisweilen besessen vom Kalorienzählen und von Diäten. Zu den körperlichen Symptomen gehören Depression, dünner werdendes Haar, ausbleibende Menstruation und Kältegefühl. Um diese Störung zu behandeln, werden Medikamente und Psychotherapie angewandt.

Ein großes Problem ist der Appetitverlust. Wenn der Körper längere Zeit zu wenig Nahrung erhält, schwindet der Appetit und ohne das Verlangen nach Essen ist eine Genesung schwierig. Hier kommt Ingwer ins Spiel. Sein herrlich starkes Aroma kann die Speicheldrüsen anregen und Verdauungsenzyme im Mund freisetzen. Das regt den Appetit an. Zudem kann Ingwer den Stoffwechsel ankurbeln und dadurch die komplexen Prozesse fördern, die den Körper gesund erhalten. Betroffene essen so wenig, dass die Stoffwechselrate und deshalb auch die verfügbare Energie zu niedrig ist.

Wenn der Appetit und die Stoffwechselrate zunehmen, hilft Ingwer dem Körper, Nährstoffe zu resorbieren, denn er fördert die Sekretion von Verdauungs- und Bauchspeicheldrüsenenzymen. Die Nahrung wird in ihre Bestandteile zerlegt, die dann für Heilungsprozesse zur Verfügung stehen. Zudem regt Ingwer den Geist an und verbessert die Konzentration. Das kann neues Interesse am Essen wecken und den Willen stärken, Ernährungsempfehlungen zu befolgen.

Unterkühlung

Das ist ein lebensgefährlicher Zustand, in dem der Körper so schnell Wärme verliert, dass er sie nicht ersetzen kann. Die

Körpertemperatur fällt von normalen 37 °C auf unter 35 °C. Unterhalb dieser Temperatur können die Organe nicht mehr richtig arbeiten und wenn die Unterkühlung nicht sofort behoben wird, sind Herzversagen und der Tod die Folge. Die Ursache ist meist eine zu kalte Umgebung und die ersten Symptome sind Zittern, starke Müdigkeit und Koordinationsstörungen. Wenn dieser Zustand anhält, sind undeutliches Sprechen, ein schwacher Puls und schließlich Bewusstlosigkeit die Folge. Ist eine Unterkühlung erst einmal eingetreten, kann sie nur noch durch Erhöhung der Körpertemperatur behoben werden. Die beste Behandlung ist Vorbeugung.

Ingwer regt den Kreislauf an und fördert die Verbrennung von gespeichertem Fett. Dadurch wird Wärme in den Körper geleitet. Zudem erweitert er die Blutgefäße, sodass wärmeres Blut in die Haut strömt. Wer oft der Kälte ausgesetzt ist, sollte Ingwer in seinen Speiseplan aufnehmen, um die Körpertemperatur zu erhöhen. Am stärksten gefährdet sind natürlich Menschen, die bei kaltem Wetter ins Freie gehen. Das gilt besonders für Kinder, weil ihr kleinerer Körper schneller Wärme verliert als der von Erwachsenen und weil sie oft Warnzeichen missachten, wenn sie ins Spiel vertieft sind. Aber auch die Innentemperatur kann Unterkühlung hervorrufen. Ältere Menschen, die in einem zu kalten Raum sitzen, verlieren womöglich zu viel Körperwärme. Wenn wir älter werden, kann der Körper seine Temperatur oft nicht mehr gut regulieren und er spürt Kälte weniger deutlich. Deshalb kann es zu einer Unterkühlung kommen, ohne dass die Betroffenen es merken. Warmer Ingwertee, mehrere Male am Tag getrunken, kann daher in den kälteren Monaten sehr nützlich sein.

Strahlenbelastung

Strahlung ist Energie in Wellen- oder Teilchenform, die Genmutationen verursachen und das Krebsrisiko vergrößern kann. Große Dosen über einen kurzen Zeitraum hinweg führen zur Strahlenkrankheit mit Symptomen wie Übelkeit, Haarausfall und Organversagen. Auch der Tod ist eine mögliche Folge. Im Freien sind wir ständig der UV-Strahlung der Sonne ausgesetzt, in Gebäuden geben Röntgengeräte und Tomografen Strahlung ab. Zu Hause sind Mikrowellenherde, drahtlose Internetverbindungen und Handys einige der Gefahrenquellen. In einer modernen Welt ist es unmöglich, am gesellschaftlichen Leben teilzunehmen und dabei Strahlung zu vermeiden. Um Schäden auf ein Minimum zu beschränken, sollten Sie vorbeugen und sich vor den UV-A- und UV-B-Strahlen der Sonne und vor der Strahlung von Elektrogeräten schützen.

Ingwer hilft Ihnen dabei. Als Mäuse fünf Tage vor einer Strahlenbelastung Extrakte aus dem Ingwerrhizom bekamen, sank das Risiko für eine Strahlenkrankheit und auch die Sterblichkeit ging zurück.[104] Die schützende Wirkung des Ingwers ist auf 6-Gingerol, einen seiner starken Bestandteile, zurückzuführen. Diese Verbindung schützt bei Laborversuchen vor UV-B-Strahlen, indem sie die Bildung von reaktiven Sauerstoffspezies verringert.[105] Diese Moleküle lösen in der Zelle eine Kettenreaktion aus, die sie letztlich zerstört. Ingwer schützt Zellen vor größeren Schäden und senkt das Krebsrisiko bei Strahlenbelastung.

So fördern Sie Ihr Wohlbefinden

Energie

Jeder Mensch erlebt während des Tages gelegentlich eine Energieflaute und sehnt sich nach einem kurzen Nickerchen auf dem Sofa. Stattdessen greifen die meisten nach koffeinhaltigen Getränken, um einen Energieschub auszulösen und wach zu bleiben. Energiemangel kann viele Ursachen haben, zum Beispiel Schlafstörungen, falsche Ernährung, Stress oder Depressionen. Um dem Körper zu geben, was er braucht, um optimal zu arbeiten und den Tag mühelos zu überstehen, sollten Sie zunächst herausfinden, was ihm Energie raubt. Gehen Sie früher zu Bett, essen Sie weniger gesättigtes Fett und Zucker, bauen Sie Stress ab oder sprechen Sie mit einem Therapeuten. Um Ihren Schritten zusätzlichen Schwung zu verleihen, sollten Sie außerdem täglich ein wenig Ingwer zu sich nehmen.

Ingwer kurbelt den Stoffwechsel an, sodass der Körper Kalorien verbrennen kann, indem er Fett, Kohlenhydrate und Eiweiß in Energie umwandelt. Die Gingerole und Shogaole im Ingwer aktivieren eine Verbindung, die die Adrenalinfreisetzung steigert.[106] Adrenalin verbessert die Durchblutung des Körpers und die Sauerstoffaufnahme in den Lungen. Der zusätzliche Sauerstoff wird durch den ganzen Körper gepumpt und erhöht durch die Verbrennung von Glukose den Energiepegel. Nahrungsmittel, die den Körper anregen, Wärme zu erzeugen, können den Stoffwechsel um bis zu fünf Prozent ankurbeln.[107] Wie oben erwähnt, liefert ein aktiverer Stoffwechsel dem Körper mehr Energie. Bei Männern, die zum Frühstück 2000 Milligramm (einen Teelöffel) Ingwerpulver aßen, nahm die Wärmeproduktion zu und sie waren nach drei Stunden weniger hungrig als Männer, die zum Frühstück keinen Ingwer zu sich nahmen.[108] Ingwer sorgt dafür, dass Ihr Energievorrat länger hält, ohne dass Sie ihn rasch auffüllen müssen.

Wenn eine Depression Sie müde macht, kann Ingwer ebenfalls helfen. Das Geraniol im ätherischen Ingweröl wirkt ähnlich wie ein Antidepressivum.[109] Eine andere Verbindung im Ingwer, Dehydrozingeron, aktiviert wichtige körpereigene Chemikalien im Gehirn, die als Hormone und Neurotransmitter fungieren,[110] und kann Depressionen deshalb deutlich lindern. Zudem ist Ingwer völlig unbedenklich und macht nicht süchtig. Er ist eine hervorragende Alternative zu den oft leichtfertig verwendeten Antidepressiva. Um sich auf einfache Weise mit Energie zu versorgen, können Sie ein paar Tropfen Ingweröl auf einen Wattebausch träufeln und immer wieder daran riechen.

Konzentration

Konzentration nennen wir die Fähigkeit des Geistes, seine Aufmerksamkeit auf eine bestimmte Aktivität zu richten, solange es erwünscht ist. Manche Menschen können sich offenbar mehrere Stunden lang auf eine Aufgabe konzentrieren, während die Aufmerksamkeit bei anderen schon nach wenigen Minuten nachlässt. Einige Krankheiten stören die Konzentration. Das Gleiche gilt für seelische und kognitive Probleme. Schlechte Konzentration kann ein

Symptom für eine Störung sein; deshalb ist fachkundige Beratung wichtig, wenn Sie einen tiefer liegenden Grund für eine Konzentrationsschwäche vermuten. Viele Menschen scheinen ihre Konzentration zu verlieren, wenn sie älter werden. Sie langweilen sich schnell, lassen sich ablenken oder flüchten sich in Tagträume. Immer mehr wissenschaftliche Studien weisen auf zwei Regionen in den Stirnlappen des Gehirns hin, die mit dem Alter allmählich aus dem Gleichgewicht geraten. Dann fällt es immer schwerer, sich auf eine bestimmte Arbeit zu konzentrieren. Dieser Wandel beginnt im mittleren Alter und wird später ausgeprägter.[111] Eine Studie mit Frauen im mittleren Alter zeigte, dass 400 oder 800 Milligramm Ingwer (⅕ oder ⅖ Teelöffel), zwei Monate lang täglich eingenommen, die kognitive Funktion im Vergleich zu einem Placebo verbesserte.[112] Ingwer ist wirksam, weil seine Antioxidantien die freien Radikale im Gehirn daran hindern, andere Moleküle zu oxidieren. Dadurch verhindert er eine vorzeitige Alterung und Funktionsstörungen der Zellen. Ingwer ist besonders wichtig, um das Gehirngewebe zu schützen, denn das Gehirn verbraucht bis zu 25 Prozent des Sauerstoffs im Körper und neigt daher stärker zu oxidativen Schäden.

Nährstoffresorption

Eine Kost, die reich an magerem Eiweiß, komplexen Kohlenhydraten, gesunden Fetten, Vitaminen und Mineralien ist, gilt als optimal für die Gesundheit. Wenn der Körper diese Nährstoffe jedoch nicht aufnimmt, nützt die beste Ernährung wenig. Wir brauchen diese Nährstoffe, damit alle

Organe ihre Aufgaben erfüllen können. Die benötigten Nährstoffmengen sind unterschiedlich und einige sind leichter verwertbar als andere. Bei Verdauungsstörungen ist die Nährstoffaufnahme suboptimal und der allgemeine Gesundheitszustand leidet.

Ingwerwurzeln werden seit Langem verwendet, um das Magen-Darm-System zu unterstützen. Nach dem Verzehr konzentriert sich der Ingwer im Magen und im Darm, wo er viele Wirkungen entfaltet. Er stimuliert die Muskelkontraktionen des Magens,[113] fördert den Transport des Nahrungsbreis durch den Darm[114] und beschleunigt die Entleerung des Magens, wenn man ihn eine Stunde vor dem Essen zu sich nimmt.[115] Im Darm regt Ingwer die Enzymaktivität an, sodass die Nahrung aufgespalten wird und Nährstoffe und Wasser resorbiert werden.

Die B-Vitamine im Ingwer werden für die Bildung von Salzsäure benötigt, die die Nahrung im Magen aufspaltet. Im Alter nimmt die Magensaftproduktion ab und die Nahrung wird nicht vollständig verdaut. Wird die Nahrung nicht in ihre Bestandteile zerlegt, sind die Brocken zu groß, um durch die Darmwand ins Blut und in die Zellen zu gelangen; stattdessen werden sie mit allen ihren Nährstoffen ausgeschieden. B-Vitamine sind notwendig, um Kohlenhydrate, Fett und Eiweiß so aufzuspalten, dass sie die Darmwand durchdringen können. Ingwer unterstützt den physikalischen und chemischen Verdauungsprozess und steigert die Resorption von Nährstoffen, sodass der Körper sie verwerten kann.

Muskelkraft

Wie viel Gewicht wir heben, stoßen, ziehen oder werfen können, hängt von der Muskelkraft ab. Viele Menschen machen Krafttraining, um Muskelmasse aufzubauen und stärker zu werden. Gewichtheben oder Training mit dem eigenen Körpergewicht sind dafür geeignet. Beim Krafttraining reißen Muskelfasern ein und bei der Reparatur werden neue, stärkere Fasern aufgebaut. Man nimmt an, dass die Muskeln größer werden, um den Körper vor künftigen Belastungen zu schützen.

Mikroskopisch kleine Risse in den Muskelfasern können Entzündungen und Schmerzen auslösen. Ingwer lindert nachweislich Muskelschmerzen. Probanden, die in einer Studie elf Tage lang vor dem Krafttraining 2000 Milligramm (einen Teelöffel) Ingwer zu sich nahmen, berichteten von einer teils moderaten, teils erheblichen Linderung ihrer Schmerzen.[116] Das ist zumindest teilweise darauf zurückzuführen, dass Ingwer die Menge der Prostaglandine und Leukotriene verringert, die Schmerzen und Entzündungen auslösen. Das verkürzt die Erholungszeit und das Training kann ohne lange Pause fortgesetzt werden.

Offenbar kann Ingwer auch die Wirkung des Krafttrainings steigern. Das belegt eine Studie, in der eine Gruppe von Männern täglich 1000 Milligramm (½ Teelöffel) Ingwer erhielt und ein Krafttraining absolvierte, während eine andere Gruppe sich zwar dem gleichen Training unterzog, aber keinen Ingwer zu sich nahm. Nach zehn Wochen war die Muskelmasse aller Teilnehmer größer und die Fettmasse war geringer. Die Gruppe, die Ingwer verzehrt hatte, wies jedoch die besten Ergebnisse auf.[117] Ingwer kann die Körperkraft steigern, indem er Muskelschmerzen und Entzündungen während des Trainings minimiert und die Wirkung des Trainings verbessert.

Ausscheidung von Toxinen

Im Körper können viele verschiedene Toxine enthalten sein. Das sind Giftstoffe, die Infektionen und Krankheiten fördern, indem sie die Zellen und Gewebe des Körpers schädigen. Toxine nehmen wir mit dem Essen, durch die Haut oder mit der Atemluft auf. Wenn es sich um Krankheitserreger handelt, kann Ingwer deren Ausbreitung verhindern. Ingwer ist als Mittel gegen Viren, Bakterien und Pilze bekannt und er hilft dem Körper, Toxine loszuwerden, bevor sie sich an Zellen heften und eine Infektion auslösen. Zudem fördert die Verbindung 6-Gingerol im Ingwer die Wärmeproduktion durch Fettabbau und das Schwitzen, bei dem Toxine schneller ausgeschieden werden.[118] Das Immunsystem hat die Aufgabe, den Körper vor Toxinen zu schützen, und das Vitamin C im Ingwer regt das Immunsystem an, Toxine aufzuspüren und zu vernichten.

Die Stimme ölen

Sängerinnen und Sänger brauchen eine optimale Stimme, damit sie Abend für Abend auftreten und das Publikum begeistern können. Auch Redner wissen, wie wichtig es ist, ihre Stimme zu schützen, damit sie ihre Botschaft oder ihr Wissen in gut gefüllten Konferenzsälen weitervermitteln können. Rauch, schlechte Luft, Überanstrengung, Allergien und Infektionen schaden der Stimme. Ingwer wird seit Langem als wirksames Hausmittel für die Stimmbänder angepriesen und wird heute von vielen Künstlern genutzt. Er verringert die Menge der Prostaglandine und Leukotriene im Körper, die Entzündungen auslösen. Wenn das Gewebe anschwillt, übt es Druck auf die Nerven der Stimmbänder aus und die Folge sind Schmerzen. Ingwer lindert Heiserkeit und normalisiert die Funktion der Stimmbänder.

Wenn Viren oder Bakterien die Reizung hervorrufen, ist Ingwer eine starke Arznei, die die Ursachen der Infektion bekämpft. Er hilft dem Immunsystem, die Keine schneller zu vernichten, und fördert die Heilung der Stimmbänder. Dank seiner wärmenden Wirkung steigert er zudem die Durchblutung der Gewebe. Das verbessert den Klang und die Flexibilität der Stimme. Ingwertee hält das Gewebe der Stimmbänder gesund und feucht, sodass Schleim beseitigt wird, der die Gesangsleistung einschränkt. Nippen Sie also an einem Ingwerdrink, bevor Sie mit Freunden zum Karaoke gehen. Dann werden ihre Stimmbänder im optimalen Zustand sein.

3

Für strahlende Haut, kraftvolles Haar und starke Nägel

Akne

Reine Haut stärkt das Selbstvertrauen – wir können Angst besser bewältigen, Risiken auf uns nehmen und unsere Ziele anstreben. Wenn Ihnen eine wichtige Präsentation vor Hunderten von Kollegen bevorsteht und Sie wachen morgens mit Pickeln am Kinn auf, können Sie durchaus nervös, ängstlich oder gar depressiv werden. Akne ist eine Hauterkrankung, die zu Pickeln, Mitessern, Zysten und Knötchen führt. Sie tritt oft im Gesicht auf, bisweilen auch am Hals, auf der Brust und auf dem Rücken, an Oberarmen und Schultern oder am Po. Akne ist das häufigste Hautproblem in unserem Land. Sie entsteht, wenn tote Hautzellen mit Talg verkleben und die Poren verstopfen. Bakterien, die auf der Haut leben, bleiben manchmal mit den toten Hautzellen in den Poren stecken. Diese Zellen sind ein vorzüglicher Nährboden für sie und sie vermehren sich rasch. Die Haut entzündet sich. Wenn die Akne tiefer in die Haut eindringt, bildet sich ein kleiner Knoten oder eine Zyste. Akne kommt am häufigsten bei Teenagern und jungen Erwachsenen vor, aber sie kann jeden Menschen treffen, sogar Babys. Narben und dunkle Flecke auf der Haut können die Folge sein. Eine milde Akne kann man mit rezeptfreien Arzneien behandeln, die Benzoylperoxid oder Salicylsäure enthalten. Es dauert dann vier bis acht Wochen, bis die Akne sich legt. Schwerere Fälle sollte ein Dermatologe behandeln. Medikamente, die man in die Haut einreibt, Ganzkörpertherapien, zum Beispiel Antibiotika, oder Behandlungen in der Praxis mit Lasern, Licht oder Chemikalien werden häufig angewandt.

Ingwer hat eine Reihe von Wirkungen, die helfen, die Haut rein, glatt und aknefrei zu halten. Er verringert die Menge der Prostaglandine und Leukotriene im Körper, die Entzündungen hervorrufen. Ingwer lindert die Schwellung, die Rötung und die Schmerzen, die mit großen, runden Flecken einhergehen. Die Hautsymptome sind dann weniger auffallend und lästig. Zudem vernichtet Ingwer die Bakterien in den Poren und verringert dadurch die Dauer der Akne. Er unterstützt das Immunsystem im Kampf gegen diese Keime. Wenn Antibiotika verordnet werden, kann man zusätzlich Ingwer verabreichen, um die Abwehrkräfte zu stärken. Ingwer hilft, das Verdauungssystem gesund zu erhalten, was während einer Behandlung mit Antibiotika besonders wichtig ist, da diese Medikamente auch die guten Bakterien im Darm vernichten. Das Verdauungssystem muss einwandfrei arbeiten, um die Nährstoffe zu resorbieren, die wir für eine strahlende, gesunde Haut benötigen. Ingwer regt die Durchblutung an und fördert das Schwitzen. Dadurch werden Toxine aus der von Akne geplagten Haut entfernt und mit dem Schweiß ausgeschieden. Und schließlich enthält Ingwer Wirkstoffe, die eine starke antidepressive Wirkung haben, wenn Akne die Stimmung trübt.[119]

Alterung

Wenn wir älter werden, ändert sich vieles im Körper. Arterien werden steif, Knochen verlieren ihre Dichte, das Gedächtnis lässt nach, die Haut wird dünner und Falten treten auf. Diese Prozesse spielen sich bei jedem Menschen unterschiedlich schnell ab. Die Gene und Krankheiten bestimmen mit, wann und wie ein Mensch altert, aber Ernährung und Lebensweise haben einen noch größeren Einfluss. Es gibt viele Theorien des Alterns, doch die Theorie der freien Radikale gewinnt an Zustimmung. Man glaubt, dass freie Radikale für altersbedingte Veränderungen der Zellen und Gewebe verantwortlich sind. Freie Radikale sind instabile Moleküle, die nach einem Elektron suchen. Sie greifen das nächste stabile Molekül an und stehlen ihm eines seiner Elektronen. Somit wird auch dieses Molekül zum freien Radikal. Es beginnt eine Kettenreaktion, die die Zelle letztlich zerstört.

Antioxidantien können freie Radikale entschärfen. Ingwer enthält etwa 40 antioxidative Verbindungen, die sich an freie Radikale heranschleichen und ihnen ein Elektron spenden. Dann sind diese Störenfriede zufrieden und lassen andere Moleküle in Ruhe. Zellen und Gewebe bleiben am Leben und der Alterungsprozess wird verlangsamt. Das geschieht im ganzen Körper, von der Leber bis in die Haut. Wie bereits erwähnt, regt Ingwer die Durchblutung und das Schwitzen an. Dadurch werden Toxine mit dem Blut weggeschwemmt und mit dem Schweiß ausgeschieden. Toxine sind Giftstoffe, die Infektionen und Krankheiten fördern und das Altern beschleunigen. Wenn Toxine entfernt werden, bleiben die Gewebe gesund und leistungsfähig.

Ingwer fördert auch die Produktion von Kollagen, das den Körper stützt und formt. Es ist ein Hauptbestandteil der Haut, der Haare und der Nägel. Wenn Kollagen verloren geht, setzen Alterserscheinungen ein. Das im Ingwer enthaltene Vitamin C ist an der Kollagenbildung beteiligt. Essen Sie also Ingwer und behandeln Sie die Haut mit ingwerhaltigen Cremes und Lotionen, um gesünder und jünger auszusehen.

Anti-Aging

Das Alter verändert die Haut. Der glatte, straffe Tonus der Jugend ist dahin und die Haut fühlt sich trockener, dünner und empfindlicher an. An der Stirn und um den Mund herum entwickeln sich Linien und schließlich Falten. Ein Leben in der Sonne beschleunigt die Hautalterung erheblich. Die UV-Strahlen zerstören Kollagenfasern in der Haut, sodass sie ihre Elastizität verliert, sich dehnt und erschlafft. Es gibt viele teure Behandlungen, zum Beispiel Laser-Skin-Resurfacing und chemische Peelings, die die oberste Hautschicht entfernen, um die Struktur zu verbessern, Falten zu glätten und die optische Wirkung von Hautschäden oder Narben abzuschwächen. Das gleiche Ergebnis lässt sich manchmal mit einer Ingwer-Gesichtsmaske erzielen, die Sie zu Hause anwenden können.

Ingwer ist ein Anti-Aging-Mittel, das die Haut strahlender macht. Er verbessert die Durchblutung, sodass mehr Blutkörperchen die Hautoberfläche erreichen und Sauerstoff und Nährstoffe mitbringen, die die Bildung neuer, gesunder Hautzellen fördern. Die frischen Zellen ersetzen die abgestorbenen und lassen die Haut jünger erscheinen. Zudem strafft Ingwer die Haut, vor allem eine ältere Haut, die einen großen Teil ihrer Fettpolster verloren hat und daher mager und gealtert aussieht. Falten werden auch deshalb ein wenig geglättet, weil Ingwer Vitamin C enthält, das die Kollagenbildung unterstützt und dadurch der Haut mehr Spannkraft verleiht.

Akne bei Erwachsenen ist gar nicht so selten. Diese Ingwermaske hilft, Akne zu heilen, weil sie Bakterien abtötet und Entzündungen beseitigt. Die Folge ist ein glatterer und attraktiverer Teint. Eine neuere Studie testete eine Körpercreme mit ätherischen Ölen, darunter auch Ingweröl, bei 29 gesunden Freiwilligen. Die Haut fühlte sich deutlich glatter an. Solche Öle sind als natürliche Zutaten für Kosmetika zu empfehlen, um die Haut zu verjüngen.[120]

Ingwermaske

- 1 Teil Ingwerpulver
- 1 Teil Rohhonig
- 1 Teil frischer Zitronensaft

1. Ingwer, Honig und Zitronensaft zu gleichen Teilen mischen. In den Kühlschrank stellen, damit die Mischung dicker wird.
2. Die Maske auf dem Gesicht verteilen und glätten; dabei die Augen auslassen. 20 Minuten ausruhen, dann die Maske mit warmem Wasser abspülen. Die Haut sollte sich nun feucht, straffer und glatter anfühlen.

Cellulite

Normales Fett unter der Haut kann auf das Bindegewebe drücken und Dellen verursachen, die der Oberfläche einer Orange ähneln. Cellulite kommt bei Frauen sehr häufig vor und entsteht meist an den Hüften, an den Oberschenkeln, am Gesäß und am Bauch. Nicht nur Übergewichtige leiden daran; auch magere Menschen können Cellulite bekommen. Sie hat eine starke genetische Komponente. Wenn eine Generation erkrankt, bleibt die nächste wahrscheinlich nicht verschont. Um das Risiko zu senken, sollten Sie ausreichend trinken, wenn nötig abnehmen und Sport treiben, um die Muskeln zu straffen und die Durchblutung der Haut zu steigern.

Reichlich vorhandenes, starkes Bindegewebe hindert Fettzellen daran, auf der Haut Dellen zu bilden. Ingwer regt die Durchblutung und dadurch die Versorgung der Zellen mit Nährstoffen an. So bleiben das Bindegewebe und die Haut gesund. Zudem enthält er Vitamin C, das für die Bildung und Erhaltung des Kollagens, eines Bestandteils des Bindegewebes, benötigt wird.

Ingwerpaste gegen Cellulite

- 1 Teil frisch geriebener Ingwer
- 2 Teile Olivenöl

1. Ingwer und Olivenöl mischen, bis eine Paste entsteht.
2. Auf die Haut auftragen, um die Durchblutung und die Nährstoffversorgung zu fördern, damit sich neues, gesundes Bindegewebe bilden kann.
3. Danach gründlich abspülen. Ingwer sorgt für optimales Aussehen der Haut.

Geschwollene Augen

Wenn wir älter werden, verliert das Gewebe, in das die Augen eingebettet sind, seine Elastizität. Fett, das einst die oberen Augenlider stützte, wandert in die unteren Lider. Deshalb sehen die Augen aufgedunsen aus, vor allem, wenn sich obendrein Flüssigkeit in der Haut ansammelt. Mit der Zeit sieht die Haut unter den Augen schlaff, dunkel und geschwollen aus. Manchen Leuten ist das gleichgültig, doch andere wollen ihr Aussehen verbessern. Genügend Schlaf, Schlafen mit erhöhtem Kopf und kühle Kompressen unter den Augen werden häufig empfohlen.

Auch Ingwer kann die aufgedunsene Haut straffen. Man kann ihn ins Essen mischen oder kühlende Ingwerteebeutel unter die Augen legen. Der Ingwer verbessert die Durchblutung und die Nährstoffversorgung des Gewebes unter den Augen, gibt ihm Energie und hält es gesund. Das Blut entfernt Toxine und andere Schadstoffe, die Entzündungen fördern. Da die Haut in der Umgebung der Augen dünner ist als anderswo, sind Veränderungen des Entzündungsstatus deutlicher zu sehen. Ingwer kann Entzündungen lindern, weil er die Menge der Prostaglandine und Leukotriene in den Geweben verringert, die an der Entzündungsreaktion beteiligt sind. Dadurch schrumpft das Gewebe unter den Augen und sieht natürlicher aus. Zudem fördert der Ingwer die Kollagenbildung, sodass Fettgewebe aus anderen Körperregionen sich nicht so leicht unter den Augen ansiedeln kann und die strukturelle Integrität des Augengewebes gestärkt wird.

Lippenaufpolsterer

Volle Schmolllippen sind heutzutage sehr begehrt. Frauen rennen in die Arztpraxen, um ihre natürlichen Lippen verschönern zu lassen. Kollagen, Fettinjektionen und Implantate waren zu Beginn dieses Trends beliebt; heute wird meist Hyaluronsäure bevorzugt. Sie wird in die Lippen und in die Mundregion injiziert, um das Lippenvolumen zu vergrößern. Da sie eine natürliche Substanz ist und im Körper vorkommt, sind die Nebenwirkungen geringer als die der älteren Methoden. Dennoch kann es zu unschönen und unangenehmen Schwellungen, Blutergüssen, Schmerzen an der Einstichstelle, Allergien, Lippenverformungen und Entzündungen kommen.

Um die Lippen vorübergehend voller erscheinen zu lassen, ohne eine horrende Arztrechnung zahlen zu müssen, können Sie Ingwer in einem Basisöl verwenden. Feine Linien werden unauffälliger und Sie sehen jünger aus. Der Ingwer regt die Durchblutung der Lippen an, öffnet die Blutgefäße und macht die Lippen voller und rosiger. Der Zimt hat eine ähnliche Wirkung auf die Haut; er ruft eine leichte Schwellung hervor und betont die Farbe der Lippen. Die Pfefferminze kühlt und beruhigt die Haut. Das Kokosöl dient als Träger für die anderen Zutaten, aber es ist zugleich ein wundervoller Feuchtigkeitsspender.

Volle Lippen mit Ingwer

- ¼ TL gemahlener Ingwer
- ¼ TL gemahlener Zimt
- 3 EL zerlassenes Kokosöl
- 2 Tropfen ätherisches Pfefferminzöl

2. Ingwer und Zimt im Kokosöl vermischen. Das Pfefferminzöl dazugeben.
3. Gründlich vermengen, dann die Mischung auf die Lippen auftragen und einige Minuten einwirken lassen.
4. Abspülen. Die Lippen fühlen sich jetzt glatter und voller an und sehen rosig aus. Die restliche Mischung in einem luftdichten Behälter an einem kühlen, dunklen Platz aufbewahren.

Peeling

Regelmäßiges Peeling hält die Haut gesund und frisch. Es entfernt tote Hautzellen aus der obersten Hautschicht und schafft dadurch Platz für die neue, strahlende Haut darunter. Dadurch wird die Haut glatt und weich und Sie sehen sofort jünger aus. Für das mechanische Peeling verwendet man einen Luffaschwamm, einen Bimsstein, eine Körperbürste oder Peelinghandschuhe; in einer Wellnesseinrichtung oder Arztpraxis werden Chemikalien eingesetzt. Meist wird das Gesicht behandelt, aber nach einem Ganzkörperpeeling fühlt sich die Haut lebendig an und sieht strahlend aus. Feuchtigkeitsspender ziehen dann tiefer in die Haut ein.

Ein Peeling zu Hause mit Ingwer ist sehr wirksam und preiswert. Der Ingwer regt die Durchblutung an und leitet Nährstoffe in die Haut, die für die Bildung gesunder neuer Zellen notwendig sind. Dabei werden Toxine entfernt, die die Haut fahl und alt aussehen lassen. Ingwer enthält antibakterielle Wirkstoffe, die Hautkrankheiten wie Akne bessern und die Heilung fördern. Es ist wichtig, die neuen Zellen zu schützen, die das Peeling an die Oberfläche bringt. Genau das vollbringt der Ingwer. Er enthält mehr als 40 Antioxidantien und kann die Haut auch vor Schäden durch freie Radikale schützen, die beim Sonnenbaden entstehen.

Selbst gemachtes Peelinggel

- 1 EL frisch geriebener Ingwer
- 1 EL frisch gepresster Limettensaft
- 50 g Meersalz

1. Alle Zutaten vermischen.
2. Die Paste auf die Haut auftragen und behutsam einmassieren. Mit warmem Wasser abspülen.

Schnitt- und Schürfwunden

Hautverletzungen kommen sehr häufig vor und niemand bleibt davon verschont. Wir schneiden uns in die Fingerkuppen, wenn wir Möhren hacken, oder wir rutschen auf einem Kiesweg aus und schürfen ein Knie auf. Oft blutet die verletzte Haut. Wenn die Wunde tief ist und stark blutet oder wenn ein Gegenstand in ihr steckt, ist eine medizinische Versorgung notwendig. Ist sie klein, genügt eine Behandlung zu Hause. Waschen Sie sich die Hände mit Seife und Wasser. Säubern Sie die Wunde, indem Sie kühles, sauberes Wasser darüberlaufen lassen, um Schmutz zu entfernen. Waschen Sie die Wunde dann mit Wasser und Seife aus. Auf die saubere Wunde können Sie eine antibiotische Salbe auftragen.

Ingwer enthält antibakterielle Substanzen, die Bakterien in einer offenen Wunde abtöten. Dadurch sinkt das Infektionsrisiko und das Immunsystem kann die Haut leichter heilen.

Das Vitamin C im Ingwer fördert die Kollagenbildung und trägt dazu bei, neues Hautgewebe aufzubauen. Im Rahmen einer Studie wurden haarlose Ratten 21 Tage lang mit einem dreiprozentigen Ingwerextrakt eingerieben. Oberflächliche Schürfwunden heilten daraufhin schneller und die Kollagenproduktion war größer als bei Ratten, die nicht mit Ingwer vorbehandelt worden waren.[121]

Manchmal kommt es zu Schmerzen und Schwellungen in der Wunde und in ihrer Umgebung. Ingwer lindert diese Symptome, indem er die Menge der Prostaglandine und Leukotriene im Gewebe verringert. Er hat eine ähnliche Wirkung wie Ibuprofen.[122] Manche Schürf- und Schnittwunden verheilen gut und man sieht bald nicht mehr, wo sie sich befunden haben. Andere lassen Narben zurück und erinnern Sie ewig an den Unfall. Narben verblassen zwar mit der Zeit, aber sie verschwinden nie und bleiben immer sichtbar. Wenn Ingwer auf die Haut aufgetragen wird, veranlasst er die weißen Zellen des Narbengewebes, Melanin zu bilden. Dann weicht die weiße Farbe des Narbengewebes allmählich der natürlichen Hautfarbe. Ingwer (nicht ätherisches Ingweröl) kann man direkt auf die Haut auftragen oder jeden Tag mit dem Essen oder in Kapseln einnehmen, um die Wundheilung zu unterstützen (siehe auch das Rezept für die Ingwerpaste gegen Cellulite auf Seite 108).

Schwach pigmentierte Narben

Eine verdickte und bleibende Hautstelle, die sich über einer Wunde bildet, wenn die Haut durch eine Schnitt-, Schürf- oder Brandwunde verletzt war, ist eine Narbe. Wenn sie weißer als die normale Haut ist, gilt sie als schwach pigmentiert. Diese Hautzellen können kein Melanin mehr bilden, das normaler Haut einen dunkleren Ton verleiht. Narben verblassen mit der Zeit, verschwinden aber nie. Manche Narben sind klein und unauffällig, andere führen dazu, dass Betroffene gehemmt sind oder an ihrer körperlichen Attraktivität zweifeln. Es gibt mehrere Methoden, das Aussehen einer Narbe zu verbessern. Chemische Peelings, Hautabschleifen und Lasertherapie sind einige davon. Sie setzen einen Besuch beim Arzt voraus und können teuer sein. Außerdem drohen Nebenwirkungen wie Infektionen, Rötung, Schmerzen und Blutergüsse.

Auf die Haut aufgetragener Ingwer veranlasst die Zellen des weißen Narbengewebes, die kein Melanin mehr bilden, ihre benachbarten, normal pigmentierten Zellen zu imitieren. Dann beginnen sie Melanin zu produzieren und das weiße Narbengewebe wird allmählich durch die natürliche Hautfarbe ersetzt. Schneiden Sie frischen Ingwer in Scheiben und reiben Sie damit über die Narbe, damit der natürliche Saft das Narbengewebe befeuchtet. Die Haut absorbiert den Saft. Tun Sie das sechs bis zwölf Wochen lang mehrere Male am Tag. Nach wenigen Wochen sollte eine Besserung sichtbar werden, aber bis zum völligen Verschwinden der weißen Narbe dauert es länger.

Spannkraft und Feuchtigkeit

Eine straffe und gut befeuchtete Haut sieht jung aus. Eine glatte, ebene Haut ohne Unreinheiten, dunkle Flecken, Aknenarben und Ausschlag ist das Markenzeichen von Schönheit, und jeder Mensch wünscht sich eine schöne Haut. Eine gesunde Lebens- und Ernährungsweise, genügend Bewegung und reichlich Schlaf helfen Ihnen, dieses Ziel zu erreichen. Mit zunehmendem Alter wird die Haut jedoch schlaffer und es bilden sich Falten. Die Haut sieht glanzlos und müde aus und braucht oft zusätzliche Hilfe.

Ingwer regt die Kollagenbildung an und verbessert dadurch die Festigkeit und Elastizität der Haut. Feine Linien und Falten fallen dann weniger auf und die Haut sieht glatter und jünger aus. Die Antioxidantien im Ingwer verhindern, dass freie Radikale, deren Ursache Toxine und UV-Strahlen sind, Hautzellen schädigen. Neue, gesunde Zellen auf der Hautoberfläche verleihen der Haut ein strahlendes Aussehen. Toxine werden schneller aus den Zellen entfernt, weil die Haut besser durchblutet und mit Nährstoffen versorgt wird. Dann können sich die Hautzellen regenerieren und ihre Aufgaben optimal erfüllen. Ingwertee hilft auch, die Haut feucht zu halten.

Ingwer-Hautöl

- 3 bis 5 Tropfen ätherisches Ingweröl
- 2 EL Jojobaöl

Öle mischen und auf die Gesichtshaut auftragen. Diese Mischung befeuchtet die Haut bis in die Tiefe und verstopft die Poren nicht.

Verbrennungen

Eine Verbrennung schädigt die Haut und bisweilen auch das darunter liegende Gewebe. Mögliche Ursachen sind Sonnenstrahlen, Hitze, Chemikalien, elektrischer Strom und Strahlung. Es gibt drei Arten von Verbrennungen. Bei einer Verbrennung ersten Grades ist die oberste Hautschicht geschädigt und die Folge sind kleine Entzündungen, Rötung und Schmerzen. Verbrennungen des zweiten Grades schädigen die oberste Hautschicht und das darunter liegende Gewebe. Symptome sind Blasen, Rötung und Schmerzen. Am schwersten sind Verbrennungen dritten Grades; sie schädigen auch die unterste Hautschicht. Diese Brandwunden sehen weiß und ledern aus. Kleine Verbrennungen werden gereinigt und dann mit antibiotischer Salbe und Schmerzmitteln behandelt. Schwere Verbrennungen erfordern eine ärztliche Behandlung.

Ingwer kann bei leichten Brandwunden die antibiotische Salbe und Schmerzmittel ersetzen. Das ist eine einfache und billige Behandlung, die zu Hause erfolgen kann. Ingwer verringert die Menge der Prostaglandine und Leukotriene im Körper, die Entzündungen und Schmerzen hervorrufen. Das lindert die Schwellung des verbrannten Gewebes sowie die Rötung und die Schmerzen. Zudem greift Ingwer Bakterien an, die durch die geschädigte Haut dringen. Dadurch sinkt das Infektionsrisiko und das Immunsystem kann die Haut leichter heilen. Im Rahmen einer Studie wurden haarlose Ratten 21 Tage lang mit einem dreiprozentigen Ingwerextrakt eingerieben. Oberflächliche Schürfwunden heilten daraufhin schneller und die Kollagenproduktion war größer als bei Ratten, die nicht mit Ingwer vorbehandelt worden waren.[123] Das im Ingwer enthaltene Vitamin C stützt die verbrannte Haut und fördert die Bildung von Kollagen und neuem Gewebe im Wundbereich. Ingwer sorgt dafür, dass das geschädigte Gewebe schneller mit Nährstoffen versorgt wird. Er steigert die Durchblutung, sodass die Hautzellen die Substanzen erhalten, die sie brauchen, um neues Hautgewebe zu bilden.

Während des Heilungsprozesses kann sich Narbengewebe entwickeln. Wenn Ingwer auf die Haut aufgetragen wird, veranlasst er das weiße Narbengewebe, das kein Melanin bilden kann, das benachbarte, normal pigmentierte Gewebe zu imitieren. Dann beginnen die Zellen Melanin zu produzieren und die weiße Farbe des Narbengewebes wird allmählich durch die natürliche Hautfarbe ersetzt. Ingwer fördert das Wachstum von neuem Hautgewebe an der verbrannten Stelle, verhindert eine Infektion, lindert Schmerzen und Schwellungen und verhilft weißem Narbengewebe zu einer normalen Farbe.

Sonnenbräune entfernen

Ob ein sonnengebräunter oder eher ein blasser Teint, ist nicht nur eine Frage des Geschmacks, sondern auch des Trends. Es gab eine Zeit, in der es als schick galt, stundenlang in der Sommersonne zu liegen. Manche Leute gingen so weit, dass sie den Körper einölten und einen Wecker stellten, um zu wissen, wann sie sich umdrehen mussten, um eine gleichmäßige Bräunung zu erzielen. Heute wissen wir mehr über die schädlichen Wirkungen der UV-Strahlung und ihren Einfluss auf die Hautalterung und auf Krankheiten. Dennoch vergessen wir manchmal den Sonnenschutz. Die Folge kann eine teilweise Bräunung an den Armen, an den Beinen und im Gesicht sein. Dann ist deutlich erkennbar, wo die Haut bedeckt war und wo nicht. Das sieht nicht gut aus. Deshalb wollen Betroffene die Bräune loswerden. In manchen Teilen der Welt ist eine dunklere Haut unerwünscht und eine hellere Haut wird bevorzugt. Eine versehentliche Bräunung ist dann lästig.

Ein Ingwerpeeling stimuliert die Durchblutung und Nährstoffversorgung der Haut und fördert die Bildung neuer Hautzellen, die gebräunte Zellen ersetzen. Die sanfte Abreibung mit Zucker und Zitronensaft, der reichlich Säure enthält, entfernt die alten Zellen. Das Vitamin E im Ingwer und im Olivenöl regeneriert die Haut und hält sie feucht und gesund. Ingwer, Olivenöl und Zitrone enthalten zudem Antioxidantien, die die Haut vor den zerstörerischen Sonnenstrahlen schützen. Bearbeiten Sie die Haut behutsam mit diesem Peeling, und Ihre Haut wird heller, strahlender und weicher.

Ingwerpeeling gegen Sonnenbräune

- 2 EL Ingwer
- 2 EL frischer Zitronensaft
- 90 ml Olivenöl
- 125 g Zucker

Ingwer, Zitronensaft, Olivenöl und Zucker vermengen. Dieses Peeling ist ungefährlich und entfernt Sonnenbräune schon nach wenigen Anwendungen.

Haarausfall

Haare wachsen am ganzen Körper außer auf den Handflächen und Fußsohlen. Viele Menschen versuchen mit enormem Aufwand an Zeit und Geld, Körperhaare loszuwerden; aber sie hängen an jedem Haar auf dem Kopf, als wäre es aus Gold. Gesundes, glänzendes, üppiges Haar ist ein Merkmal der Schönheit; es ist Teil der Mode und ein Ausdruck der Persönlichkeit. Haarausfall kommt bei Männern häufig vor, aber auch Frauen und Kinder können davon betroffen sein. Wenn zu viele Haare ausfallen und kahle Stellen auftreten, weil die Haarfollikel auf dem Kopf keine neuen Haarzellen mehr bilden, bekommen manche Menschen Angst oder fühlen sich entblößt, unzulänglich oder unattraktiv. Die Gene spielen bei Haarausfall eine große Rolle und beeinflussen auch den Zeitpunkt, zu dem er beginnt, und sein Muster. Um Haarausfall zu bekämpfen, versuchen manche Leute, das Wachstum der Haare mit Medikamenten anzuregen oder den Haarverlust zu verlangsamen. Mögliche Nebenwirkungen sind Herzrasen, sexuelle Störungen, Schmerzen, Infektionen und Narbenbildung. Andere lassen sich winzige behaarte Hautlappen in die Kopfhaut transplantieren.

Ingwer ist eine alternative Behandlung, die das Haarwachstum fördert. Er verbessert die Durchblutung der Kopfhaut und versorgt die Hautzellen mit Nährstoffen, sodass sie leistungsfähig bleiben, sich teilen und wachsen. Dann können wieder neue Haare auf schütteren Stellen der Kopfhaut wachsen. Das alles ist möglich ohne schädliche Nebenwirkungen.

Ingwer-Haaröl

- 1 Teil frisch geriebener Ingwer
- 1 Teil Jojobaöl

1. Ingwer und Jojobaöl mischen, auf die Kopfhaut auftragen und etwa 30 Minuten einwirken lassen.
2. Haare spülen und waschen. Diese Anwendung mehrere Male in der Woche wiederholen. Der Erfolg stellt sich innerhalb eines Monats ein.

Haare pflegen und schützen

Auf dem Kopf eines Menschen wachsen etwa 100 000 bis 150 000 Haare und um alle müssen wir uns kümmern. Jedes Haar besteht aus drei Schichten, wobei die äußere Schicht, die *Kutikula* oder Schuppenschicht, die beiden inneren Schichten schützt. Wenn das Haar gesund ist, überlappen sich die Schuppen der Kutikula eng und hüllen die zwei inneren Schichten ein. Wenn das Haar beschädigt ist, lockern sich die Schuppen der Kutikula und trennen sich. Dadurch werden die inneren Schichten entblößt. Das Haar sieht trocken und matt aus und wird brüchig. Nun werden auch die inneren Schichten durch die UV-Strahlen der Sonne, Hitze, Chlor oder Chemikalien in Haarpflegeprodukten geschädigt.

Um die Kopfhaut feucht zu halten, können Sie ätherisches Ingweröl mit Jojobaöl mischen und auf das Haar auftragen. Ingwer liefert Zink und Eisen, die für eine gesunde Haarstruktur notwendig sind. Das feuchtigkeitsspendende Ingweröl und das Jojobaöl dringen tief in den Haarschaft ein und schützen die Kutikula vor Feuchtigkeitsverlust.

Haarspliss

Die äußere Schicht des Haarschafts wird Kutikula genannt. Sie ist sehr stark und besteht aus überlappenden Proteinschichten, Keratin genannt. Sie schützt die inneren Haarschichten und verleiht dem Haar Geschmeidigkeit und Volumen. Die Kutikula kann durch Chemikalien, UV-Strahlen, Chlor, Hitze oder mechanische Belastung, zum Beispiel häufiges, heftiges Bürsten oder Haarverlängerungen, geschädigt werden. Eine geschädigte Kutikula kann den Haarschaft nicht mehr zusammenhalten und spaltet sich. Haarspliss führt dazu, dass der Haarschopf trocken, brüchig, wuschelig oder ungezähmt aussieht.

Eine Maske aus frisch gehacktem Ingwer und Avocadoöl, auf die Haarenden aufgetragen, kann Spliss verhindern. Diese Anwendung verleiht dem Haar dank der Kombination beider Öle Feuchtigkeit und schützt es vor Austrocknung.

Ingwer-Haarmaske

- 5 cm frische Ingwerwurzel
- 50 ml Avocadoöl

1. Die Ingwerwurzel hacken und in ein Wasserbad legen. Das Avocadoöl hineingießen.
2. 20 Minuten köcheln lassen, damit die Ingweröle in das Avocadoöl übergehen. Avocadoöl ist sehr hitzebeständig; dieses Verfahren verändert die Eigenschaften des Öls nicht.
3. Die Mischung auf Raumtemperatur abkühlen lassen und auf die Haarenden auftragen. 15 Minuten einwirken lassen, dann ausspülen. Dieses Tonikum sorgt für geschmeidiges, hydriertes und wundervoll glänzendes Haar.

Schuppen

Schuppen sind eine chronische Krankheit, deren Kennzeichen abblätternde Hautzellen auf dem Kopf sind. Sie sind als fettig aussehende weiße Hautpartikel im Haar und auf den Schultern zu finden. Diese Krankheit ist nicht gefährlich, aber manche Menschen empfinden sie als peinlich. Die Schuppenbildung ist im Herbst und im Winter meist stärker, wenn die Kopfhaut der trockenen, kühlen Luft im Freien und der erhitzten Luft im Inneren von Gebäuden ausgesetzt ist. Heiße und trockene Luft entzieht der Haut Feuchtigkeit. Wenn Sie das Haar nicht oft genug waschen, vermischen sich die toten Hautzellen mit Talg, sammeln sich an und lösen sich schließlich als Schuppen von der Haut.

Hefepilze auf der Haut reizen die Haut und verursachen eine Überproduktion von Hautzellen, die sich dann als Schuppen abschilfern. Trockene Haut führt zu kleineren, trockeneren Schuppen. Eine der häufigsten Ursachen für Schuppen ist seborrhoische Dermatitis. Bei dieser Störung ist die fettige Kopfhaut mit weißen oder gelben Schuppen bedeckt. Milde Fälle sind leicht zu behandeln, wenn Sie die Kopfhaut täglich reinigen, um die Ansammlung von Talg und Hautzellen zu reduzieren. Schwere Fälle erfordern medizinische Shampoos. Einige Shampoos enthalten Substanzen, die Bakterien und Pilze abtöten, andere hemmen das Absterben und die Ansammlung von Hautzellen und verringern dadurch die Schuppenbildung.

Ingwer enthält Verbindungen, die Hefe- und Pilzzellen vernichten. Er lindert den Juckreiz und die Schuppenbildung erheblich oder vollständig. Seine entzündungshemmenden Wirkstoffe beruhigen die gereizte, gerötete und empfindliche Kopfhaut.

Wenn trockene Haut die Ursache der Schuppenbildung ist, hilft Ingwer ebenfalls. Er verbessert die Durchblutung der Kopfhaut, versorgt die Zellen mit Nährstoffen und Feuchtigkeit und entfernt Toxine. Außerdem trägt er dazu bei, dass die Zellen sich in einem normalen Tempo erneuern und abschilfern.

Die ayurvedische Medizin verwendet Ingwer seit Langem, um Schuppen zu behandeln. Wenn Hefen oder Pilze die Ursache einer seborrhoischen Dermatitis sind, verschafft das folgende Rezept Linderung.

Ingweröl gegen Schuppen

- 3 Tropfen ätherisches Ingweröl
- 2 EL Sesamöl

1. Ätherisches Ingweröl und Sesamöl mischen und 10 Minuten lang in die Kopfhaut einmassieren.
2. Danach den Kopf behutsam mit Shampoo waschen. Dieses Verfahren mindestens dreimal wöchentlich wiederholen, damit die Wirkung anhält.

Gelbe Flecken

Gelbe Nägel können die Folge verschiedener Infektionen und Krankheiten sein, aber die häufigste Ursache ist eine Pilzinfektion. Manche bakteriellen Infektionen können Nägel gelb färben, ebenso Rauchen, die übertriebene Verwendung von Nagellack, Allergien oder das Yellow-Nail-Syndrom. Bessere Nagelpflege und eine gesündere Lebensweise (ohne Zigaretten) ermöglichen das Wachstum neuer Nägel ohne Verfärbung. Gelbe Flecken ohne ersichtliche Ursache sollten medizinisch abgeklärt werden.

Nägel, die bereits gelb sind, können Sie mit Ingwer behandeln. Wenn Pilze die Ursache sind, kann Ingwer die gelbe Farbe entfernen. Er enthält Substanzen, die Pilze abtöten.[124] Tragen Sie Ingwer als Paste auf den Nagel auf oder nehmen Sie ihn ein, damit er im Körper wirkt. Eine regelmäßige Anwendung beseitigt die Infektion. Ingwer vermehrt die guten Bakterien im Darm und beugt dadurch einem übermäßigen Pilzwachstum vor. Der Nagelpilz verschwindet und eine Neuinfektion ist unwahrscheinlich, weil die Infektionsquelle versiegt ist. Eine bakterielle Ursache der Verfärbung können Sie auf die gleiche Weise behandeln, da der Ingwer auch antibakterielle Wirkstoffe enthält. Wenn die Gelbfärbung auf Stress zurückzuführen ist, zum Beispiel auf zu häufiges Färben oder auf Rauchen, können Sie den Nagel eine Woche lang täglich zehn Minuten in Ingwersaft mit Sprudelwasser verdünnt baden, um ihn zu bleichen. Danach sieht er glänzend und sauber aus.

Nagelpilz

Pilzinfektionen kommen überaus häufig vor und können jeden Teil des Körpers plagen. Wenn ein Pilz die Finger- oder Zehennägel befällt, entwickeln sich weiße oder gelbe Flecken, die später verschmelzen und sich ausbreiten. Die Nägel werden dicker, brüchig oder farblos und die Kanten beginnen abzubröckeln. Die Symptome treten allmählich auf und können dazu führen, dass der Nagel sich von der Haut löst und ausfällt.

Pilzinfektionen können ein Anzeichen eines Candida-Befalls sein. *Candida albicans* ist ein Pilz, der im menschlichen Körper sehr häufig vorkommt und zu wuchern beginnt, wenn das Immunsystem schwach ist. Die guten Bakterien im Darm können Candida nicht in Schach halten und es kann zu einer systemischen Invasion kommen, die auch die Nägel erfasst. Rezeptfreie Medikamente sind nicht immer wirksam und das Risiko eines Rückfalls ist groß. Medikamente zum Einnehmen ermöglichen ein neues Wachstum des Nagels, der dann frei von Pilzen ist. Das ist ein langsamer Vorgang, der unterschiedliche Nebenwirkungen hervorrufen kann, vom Hautausschlag bis zur Leberkrankheit. Medizinische Lacke oder Cremes werden ebenfalls verwendet, aber es kann ein Jahr dauern, bis sie den Pilz beseitigt haben. Man kann den Nagel auch chirurgisch entfernen, aber er wächst nur langsam nach.

Ingwer ist ein bekanntes Mittel gegen Pilze, und er hilft bei einer Pilzinfektion sowohl durch innere als auch durch äußerliche Anwendung. Laborstudien haben gezeigt, dass Ingwerextrakte *Candida albicans* deutlich reduzieren[125] oder sogar gänzlich beseitigen und die Menge der Endotoxine, also der Giftstoffe, die der Pilz abgibt, verringern.[126] Ingwer hat eine doppelte Wirkung: Man kann ihn auf den Nagel auftragen, um den Pilz an der Oberfläche zu beseitigen, oder im Inneren des Körpers anwenden, um die guten Bakterien im Darm zu vermehren und Candida in Schach zu halten. Wenn der Nagelpilz verschwunden ist, kehrt er selten zurück. Würzen Sie Ihr Essen mit Ingwer und behandeln Sie infizierte Nägel mit frischem Ingwer. Eine regelmäßige Anwendung beseitigt die Infektion und schützt vor einer wiederholten Infektion.

Nägel stärken

Nägel bestehen aus abgestorbenen Hautzellen und ähneln den Haaren insofern, als sie hauptsächlich aus dem Protein Keratin bestehen. Starke, glänzende Nägel sind ein Zeichen für Gesundheit und Vitalität. Künstliche Nägel und Nagellack können das natürliche Aussehen der Nägel verbergen, die dann matt und brüchig werden. Manchmal treten Flecken, Furchen, gebogene Linien, Dellen oder Streifen auf oder die Nägel werden blass, gelb oder rot und verlieren ihren normalen rosa Farbton. Schwache Nägel können ein Hinweis auf den allgemeinen Gesundheitszustand sein und viele Probleme sind auf Verdauungsstörungen zurückzuführen.

Ingwer unterstützt das Verdauungssystem, sodass es Nährstoffe aus der Nahrung resorbieren und Toxine ausscheiden kann. 70 Prozent des Immunsystems sind im Darm angesiedelt. Ein gesunder Darm spricht für ein gesundes Immunsystem und ein gesunder Körper hat schöne Nägel. Die Ernährung ist für die Entwicklung starker Nägel sehr wichtig und Ingwer kann viele essenzielle Nährstoffe liefern. Wenn die Nägel gefurcht sind, fehlt dem Körper Magnesium. Weiße Flecken deuten auf Zinkmangel hin. Brüchigen Nägeln fehlt Kalzium und löffelförmige Nägel werden schöner, wenn Sie mehr Eisen aufnehmen. Ingwer enthält zudem Antioxidantien, die den Körper vor oxidativen Schäden schützen, die in jeder Zelle spürbar sind, auch in neuen Nagelzellen. Vorbeugende Pflege sorgt dafür, dass Sie schöne Nägel haben, die weniger zu Problemen neigen.

Düfte

Manche Menschen lieben süßliche Düfte, andere bevorzugen Blütendüfte, wieder andere mögen kräftige, moschusartige oder waldige Aromen. Zum Glück besteht kein Mangel an angenehmen Düften für jeden Geschmack und jede Stimmung. Sie werden zahlreichen Produkten beigegeben, von Kosmetika und Reinigungsmitteln bis zu Müllbeuteln und Papierhandtüchern. Wenn in einer Zutatenliste ein Duftstoff oder Parfüm angegeben wird, handelt es sich meist um eine Mischung aus aromatischen Chemikalien. Synthetische Stoffe können Dermatitis hervorrufen, den Hormonhaushalt stören und sogar giftig für das Gehirn sein. Lesen Sie die Zutatenliste genau und meiden Sie synthetische Duftstoffe. Produkte, die ätherisches Ingweröl enthalten, sind hingegen wundervoll aromatisch und frei von den Nebenwirkungen der Chemikalien. Die meisten Produkte, die Ingwer wegen seines frischen, zitronigen und würzigen Duftes enthalten, verwenden das ätherische Öl aus dem Rhizom.

Kaufen Sie ätherisches Ingweröl und mischen Sie es mit anderen ätherischen Ölen in einem Basisöl. So entsteht ein einzigartiges, individuelles Parfüm. Mischen Sie zehn Tropfen ätherisches Ingweröl mit Lavendel und Jasmin in einem Esslöffel Jojobaöl und bewahren Sie es in einem dunklen, luftdichten Behälter auf. Es ist ziemlich konzentriert; verwenden Sie es also sparsam, indem Sie einen Tropfen auf die Pulspunkte träufeln. Andere Mischungen, die gut zum Ingwer passen, sind Orange, Zitrone, Limone, Kiefer, Muskat, Nelke und Zimt.

Über die Autorin

Susan Branson erwarb einen Bachelorabschluss in Biologie an der St. Francis Xavier University und schloss dann ihr Toxikologiestudium an der University of Ottawa als Magistra Scientiarum ab. Danach arbeitete sie in der Forschung: im praktischen Einsatz, im Labor, als Autorin und in der Verwaltung. Nachdem ihr zweites Kind geboren worden war, nahm sie sich eine Auszeit und blieb zu Hause. Neben ihren Pflichten als Mutter nahm sie Geigenunterricht, belegte einen Fotografiekurs, erwarb ein Diplom in Literatur und wurde schließlich ganzheitliche Ernährungsberaterin. Susan ist Mitglied der Alumni Association von CSNN, Kanadas führendem ganzheitlich orientiertem Institut für ganzheitliche Ernährung.

Quellenverzeichnis

1 Zick, S. M.; Z. Djuric; M. T. Ruffin et al., Hrsg. 2008. *Pharmacokinetics of [6]-gingerol, [8]-gingerol, [10]-gingerol, and [6]-shogaol and conjugate metabolites in healthy human subjects.* Cancer Epidemiology, Biomarkers, & Prevention 17 (8): S. 1930–1936

2 Dioscorides, Pedanius. *De Materia Medica.* Johannesburg, Südafrika: Ibidis Press, 2000

3 Maghbooli, M.; F. Golipour; A. Moghimi Esfundabadi; M. Yousefi. 2014. *Comparison between the efficacy of ginger and sumatriptan in the ablative treatment of the common migraine.* Phytotherapy Research 28 (3): S. 412–415

4 Cady, R. K.; J. Goldstein; R. Nett; R. Mitchell; M. E. Beach; R. Browning. 2011. *A double-blind placebo-controlled pilot study of sublingual feverfew and ginger (LipiGesicTM M) in the treatment of migraine.* Headache 51 (7): S. 1078–1086

5 Kawamoto, Y.; Y. Ueno; E. Nakahashi; M. Obayashi; K. Sugihara; S. Qiao; M. Iida; M. Y. Kumasaka; I. Yajima; Y. Goto; N. Ohgami; M. Kato; K. Takeda. 2016. *Prevention of allergic rhinitis by ginger and the molecular basis of immunosuppression by 6-gingerol through T cell inactivation.* Journal of Nutritional Biochemistry 27 (Januar): S. 112–122

6 Ghayur, M. N.; A. H. Gilani; L. J. Janssen. 2008. *Ginger attenuates acetylcholine-induced contraction and Ca2+ signalling in murine airway smooth muscle cells.* Canadian Journal of Physiology and Pharmacology 86 (5): S. 264–271

7 Townsend, Elizabeth A.; M. E. Siviski; Y. Zhang, C. Xu; B. Hoonjan; C. W. Emala. 2013. *Effects of ginger and its constituents on airway smooth muscle relaxation and calcium regulation.* American Journal of Respiratory Cell and Molecular Biology 48 (2): S. 157–163

8 Ghayur, *Ginger attenuates acetylcholine-induced contraction and Ca2+ signaling in murine airway smooth muscle cells.*

9 Townsend, *Effects of ginger and its constituents on airway smooth muscle relaxation and calcium regulation.*

10 Alizadeh-Navaei, R., F. Roozbeh; M. Saravi; M. Pouramir; F. Jalali; A. A. Moghadamnia. 2008. *Investigation of the effect of ginger on the lipid levels: a double blind controlled clinical trial.* Saudi Medical Journal 29 (9): S. 1280–1284

11 Liu, R.; E. H. Heiss; N. Sider; A. Schinkovitz; B. Groblacher; D. Guo; F. Bucar; R. Bauer; V. M. Dirsch; A. G. Atanasov. 2015. *Identification and characterization of [6]-shogaol from ginger as*

inhibitor of vascular smooth muscle cell proliferation. Molecular Nutrition & Food Research 59 (5): S. 843–852

12 Koo, K. L; A. J. Ammit; V. H. Tran; C. C. Duke;, B. D. Roufogalis. 2001. *Gingerols and related analogues inhibit arachidonic acid-induced human platelet serotonin release and aggregation.* Thrombosis Research 103 (5): S. 387–397

13 Nurtjahja-Tjendraputra, E.; A. J. Ammit; B. D. Roufogalis; V. H. Tran; C. C. Duke. 2003. *Effective anti-platelet and COX-1 enzyme inhibitors from pungent constituents of ginger.* Thrombosis Research 111 (4–5): S. 259–265

14 Young, H. Y.; J. C. Liao; Y. S. Chang; Y. L. Luo; M. C. Lu; W. H. Peng. 2006. *Synergistic effect of ginger and nifedipine on human platelet aggregation: a study in hypertensive patients and normal volunteers.* American Journal of Chinese Medicine 34 (4): S. 545–551

15 Wigler, I.; I. Grotto; D. Caspi; M. Yaron. 2003. *The effects of Zintona EC (a ginger extract) on symptomatic gonarthritis.* Osteoarthritis Cartilage 11: S. 783–789

16 Altman, R. D.; K. C. Marcussen. 2001. *Effects of ginger extract on knee pain in patients with osteoarthritis.* Arthritis & Rheumatology 44: S. 2531–2538

17 Haghighi, M.; A. Khalva; T. Toliat; S. Jallaei. 2005. *Comparing the effects of ginger (Zingiber officinale) extract and ibuprofen on patients with osteoarthritis.* Archives of Iranian Medicine 8: S. 267–271

18 Sung, B.; A. Murakami; B. O. Oyajobi; B. B. Aggarwal. 2009. *Zerumbone abolishes RANKL-induced NF-kappaB activation, inhibits osteoclastogenesis, and suppresses human breast cancer-induced bone loss in athymic nude mice.* Cancer Research 69 (4): S. 1477–1484

19 Srivastava, K. C.; T. Mustafa. 1992. *Ginger (Zingiber officinale) in rheumatism and musculoskeletal disorders.* Medical Hypotheses 39 (4): S. 342–348

20 Black, C. D.; M. P. Herring; D. J. Hurley; P. J. O'Connor. 2010. *Ginger (Zingiber officinale) reduces muscle pain caused by eccentric exercise.* Journal of Pain 11 (9): S. 894–903

21 Siddaraju, M. N.; S. M. Dharmesh. 2007. *Inhibition of gastric H+, K+-ATPase und Helicobacter pylori growth by phenolic antioxidants of Zingiber officinale.* Molecular Nutrition & Food Research 51 (3): S. 324–332

22 Wu, K. L.; C. K. Rayner; S. K. Chuah et al., Hrsg. 2008. *Effects of ginger on gastric emptying und motility in healthy humans.* European Journal of Gastroenterology and Hepatology 20 (5): S. 436–440

23 Wang, X.; W. Jia; A. Zhao; X. Wang. 2006. *Anti-influenza agents from plants and traditional Chinese medicine.* Phytotherapy Research 20 (5): S. 335–341

24 Dyab, A. K.; D. A. Yones; Z. Z. Ibraheim; T. M. Hassan. 2016. *Antigiardial therapeutic potential of dichloromethane extracts of Zingi-*

ber officinale and Curcuma longa in vitro and in vivo. Parasitology Research 115 (7): S. 2637–2645

25 Wu, *Effects of ginger on gastric emptying and motility in healthy humans.*

26 Drozdov,V. N.; V. A. Kim; E. V. Tkachenko; G. G. Varvanina. 2012. *Influence of a specific ginger combination on gastropathy conditions in patients with osteoarthritis of the knee or hip.* Journal of Alternative and Complementary Medicine 18 (6): S. 583–588

27 Yamahara, J.; M. Mochizuki; H. Q. Rong; H. Matsuda; H. Fujimura. 1988. *The anti-ulcer effect in rats of ginger constituents.* Journal of Ethnopharmacology 23 (2–3): S. 299–304

28 Ghayur, M. N.; A. H. Gilani. 2005. *Pharmacological basis for the medicinal use of ginger in gastrointestinal disorders.* Digestive Diseases and Sciences 50 (10): S. 1889–1897

29 Yamahara, J.; Q. R. Huang; Y. H. Li; L. Xu; H. Fujimura. 1990. *Gastrointestinal motility enhancing effect of ginger and its active constituents.* Chemical and Pharmaceutical Bulletin 38 (2): S. 430–431

30 Gupta, Y. K.; M. Sharma. 2001. *Reversal of pyrogallol-induced delay in gastric emptying in rats by ginger (Zingiber officinale).* Methods and Findings in Experimental and Clinical Pharmacology 23 (9): S. 501–503

31 Hu, M. L.; C. K. Rayner; K. L. Wu; S. K. Chuah; W. C. Tai; Y. P. Chou; Y. C. Chiu; K. W. Chiu; T. H. Hu. 2011. *Effect of ginger on gastric motility and symptoms of functional dyspepsia.* World Journal of Gastroenterology 17 (1): S. 105–110

32 Sahib, A. S. 2013. *Treatment of irritable bowel syndrome using a selected herbal combination of Iraqi folk medicines.* Journal of Ethnopharmacology 148 (3): S. 1008–1012

33 Ghayur, *Ginger attenuates acetylcholine-induced contraction and Ca2+signalling in murine airway smooth muscle cells.*

34 Wu, *Effects of ginger on gastric emptying and motility in healthy humans.*

35 Gupta, *Reversal of pyrogallol-induced delay in gastric emptying in rats by Ginger (Zingiber officinale).*

36 Yamahara, *Gastrointestinal motility enhancing effect of ginger and its active constituents.*

37 Gupta, *Reversal of pyrogallol-induced delay in gastric emptying in rats by ginger (Zingiber officinale).*

38 El-Abhar, H. S.; L. N. Hammad; H. S. Gawad. 2008. *Modulating effect of ginger extract on rats with ulcerative colitis.* Journal of Ethnopharmacology 118 (3): S. 367–372

39 Uz Zaman, S.; M. M. Mirje; S. Ramabhimaiah. 2014. *Evaluation of the anti-ulcerogenic effect of Zingiber officinale (Ginger) root in rats.* International Journal of Current Microbiology and Applied Sciences 3 (1): S. 347–354

40 Nanjundaiah, S. M.; H. N. M. Annaiah; S. M. Dharmesh. 2011. *Gastroprotective Effect of Ginger Rhizome (Zingiber officinale) Extract: Role of Gallic Acid and Cinnamic Acid in H+, K+-ATPase/H. pylori*

Inhibition and Anti-Oxidative Mechanism. Evidence-Based Complementary and Alternative Medicine 2011 (2): S. 249487

41 Hursel, *Thermogenic ingredients and body weight regulation.*

42 Mansour, *Ginger consumption enhances the thermic effect of food and promotes feelings of satiety without affecting metabolic and hormonal parameters in overweight men.*

43 Iwasaki, Y.; A. Morita; T. Iwasawa; K. Kobata; Y. Sekiwa; Y. Morimitsu; K. Kubota; T. Watanabe. 2006. *A nonpungent component of steamed ginger-[10]-shogaol increases adrenaline secretion via the activation of TRPV1.* Nutritional Neuroscience 9 (3–4): S. 169–178

44 Hursel, R.; M. S. Westerterp-Plantenga. 2010. *Thermogenic ingredients and body weight regulation.* International Journal of Obesity 34 (4): S. 659–669

45 Mansour, M. S.; Y.-M. Ni; A. L. Roberts; M. Kelleman; A. Roychoudhury; M.-P. St-Onge. 2012. *Ginger consumption enhances the thermic effect of food and promotes feelings of satiety without affecting metabolic and hormonal parameters in overweight men: a pilot study.* Metabolism 61 (10): S. 1347–1352

46 Eldershaw, T. P.; E. Q. Colquhoun; K. A. Dora; Z. C. Peng; M. G. Clark. 1992. *Pungent principles of ginger (Zingiber officinale) are thermogenic in the perfused rat hind limb.* International Journal of Obesity and Related Metabolic Disorders 16 (10): S. 755–763

47 Mozaffari-Khosravi, H.; B. Talaei; B. A. Jalali; A. Najarzadeh; M. R. Mozayan. 2014. *The effect of ginger powder supplementation on insulin resistance and glycemic indices in patients with type 2 diabetes: a randomized, double-blind, placebo-controlled trial.* Complementary Therapies in Medicine 22 (1): S. 9–16

48 Kadnur, S. V.; R. K. Goyal. 2005. *Beneficial effects of Zingiber officinale Roscoe on fructose induced hyperlipidemia and hyperinsulinemia in rats.* Indian Journal of Experimental Biology 43 (12): S. 1161–1164

49 Islam, M. S.; H. Choi. 2008. *Comparative effects of dietary ginger (Zingiber officinale) and garlic (Allium sativum) investigated in a type 2 diabetes model of rats.* Journal of Medicinal Food 11 (1): S. 152–159

50 Alizadeh-Navaei, R. *Investigation of the effect of ginger on the lipid levels. Biochemical and Biophysical Research Communities* 3621 (1): S. 218–223

51 Tripathi, S.; K. G. Maier; D. Bruch; D. S. Kittur. 2007. *Effect of [6]-gingerolon pro-inflammatory cytokine production and costimulatory molecule expression in murine peritoneal macrophages.* Journal of Surgical Research 138 (2): S. 209–213

52 Moon, M.; H. G. Kim; J. G. Choi; H. Oh; P. K. Lee; S. K. Ha; S. Y. Kim; Y. Park; Y. Huh; M. S. Oh. 2014. *6-Shogaol, an active constituent of ginger, attenuates neuroinflammation and cognitive deficits in animal models of dementia.* Biochemical and Biophysical Research Communities 449 (1): S. 8–13

53 Kabuto, H.; M. Nishizawa; M. Tada; C. Higashio; T. Shishibori; M. Kohno. 2005. *Zingerone [4-(4-hydroxy-3-methoxyphenyl)-2-butan-*

one] prevents 6-hydroxydopamine-induced dopamine depression in mouse striatum and increases superoxide scavenging activity in serum. Neurochemical Research 30 (3): S. 325–332

54 Atta, A. H.; T. A. Elkoly; S. M. Mouneir; G. Kamel; N. A. Alwabel; S. Zaher. 2010. *Hepatoprotective Effect of Methanol Extracts of Zingiber officinale and Cichorium intybus.* Indian Journal of Pharmaceutical Science 72 (5): S. 564–570

55 Sahebkar, A. 2011. *Potential efficacy of ginger as a natural supplement for nonalcoholic fatty liver disease.* World Journal of Gastroenterology 17 (2): S. 271–272

56 Mallikarjuna, K.; P. Sahitya Chetan; K. Sathyavelu Reddy; W. Rajendra. 2008. *Ethanol toxicity: Rehabilitation of hepatic antioxidant defense system with dietary ginger.* Fitoterapia 79 (3): S. 174–178

57 Uz, E.; O. F. Karatas; E. Mete; R. Bayrak; O. Bayrak; A. F. Atmaca; O. Atis; M. E. Yildirim; A. Akcay. 2009. *The effect of dietary ginger (Zingiber officinale Rosc) on renal ischemia/reperfusion injury in rat kidneys.* Renal Failure 31 (4): S. 25–160

58 Mahmoud, M. F.; A. A. Diaai; F. Ahmed. 2012. *Evaluation of the efficacy of ginger, Arabic gum, and Boswellia in acute and chronic renal failure.* Renal Failure 34 (1): S. 73–82

59 Park, Y. J.; J. Wen; S. Bang; S. W. Park; S. Y. Song. 2006. *[6]-gingerol induces cell cycle arrest and cell death of mutant p53-expressing pancreatic cancer cells.* Yonsei Medical Journal 47 (5): S. 688–697

60 Zhang, S.; Q. Liu; Y. Liu; H. Qiao; Y. Liu. 2012. *Zerumbone, a Southeast Asian Ginger Sesquiterpene, Induced Apoptosis of Pancreatic Carcinoma Cells through p53 Signaling Pathway.* Evidence-Based Complementary and Alternative Medicine 2012: S. 936030

61 Elkady, A. I.; O. A. Abuzinadah; N. A Baeshen; T. R. Rahmy. 2012. *Differential control of growth, apoptotic activity, and gene expression in human breast cancer cells by extracts derived from medicinal herbs Zingiber officinale.* Journal of Biomedicine and Biotechnology 2012: S. 614356

62 Azvolinsky, A. *Ginger Root Extract's Potential in Colorectal Cancer Prevention.* CancerNetwork.com, 25. Oktober 2011. http://www.cancernetwork.com/colorectal-cancer/ginger-root-extract's-potential-colorectal-cancer-prevention

63 Manju, V. M.; N. Nalini. 2005. *Chemopreventive efficacy of ginger, a naturally occurring anticarcinogen during the initiation, post-initiation stages of 1, 2 dimethylhydrazine-induced colon cancer.* Clinica Chimica Acta 358 (1–2): S. 60–67

64 Pan, M. H.; M. C. Hsieh; J. M. Kuo; C. S. Lai; H. Wu; S. Sang; C. T. Ho. 2008. *[6]-shogaol induces apoptosis in human colorectal carcinoma cells via ROS production, caspase activation, and GADD 153 expression.* Molecular Nutrition & Food Research 52 (5): S. 527–537

65 Brown, A. C.; C. Shah; J. Liu; J. T. Pham; J. G. Zhang; M. R. Jadus. 2009. *Ginger's (Zingiber officinale Roscoe) inhibition of rat colonic*

adenocarcinoma cells proliferation and angiogenesis in vitro. Phytotherapy Research 23 (5): S. 640–645

66 Rhode, J.; S. Fogoros; S. Zick; H. Wahl; K. A. Griffith; J. Huang; J. R. Liu. 2007. *Ginger inhibits cell growth and modulates angiogenic factors in ovarian cancer cells.* BMC Complementary and Alternative Medicine 7: S. 44

67 Nigam, N.; K. Bhui; S. Prasad; J. George; Y. Shukla. 2009. *[6]-gingerol induces reactive oxygen species regulated mitochondrial cell death pathway in humanepidermoid carcinoma A431 cells.* Chemico-Biological Interactions 181: S. 77–84

68 Chung, W. Y.; Y. J. Jung; Y. J. Surh; S. S. Lee; K. K. Park. 2001. *Antioxidative and antitumor promoting effects of [6]-paradol and its homologs.* Mutation Research 496 (1–2): S. 199–206

69 Wang, C. C.; L. G. Chen; L. T. Lee; L. L. Yang. 2007. *Effects of [6]-gingerol, an antioxidant from ginger, on inducing apoptosis in human leukemic HL-60 cells.* In Vivo 17 (6): S. 641–645.

70 Liu, Q.; Y.-B. Peng; P. Zhou; L.-W. Qi; M. Zhang; N. Gao; E-H. Liu; P. Li. 2013. *6-Shogaol induces apoptosis in human leukemia cells through a process involving caspase-mediated cleavage of eIF2α.* Molecular Cancer 12: S. 135

71 Chen C. Y.; T. Z. Liu; Y. W. Liu et al., Hrsg. 2007. *[6]-shogaol (alkanone from ginger) induces apoptotic cell death of human hepatoma p53m utant Mahlavusubline via an oxidative stress-mediated caspase-dependent mechanism.* Journal of Agricultural and Food Chemistry 55 (3): S. 948–954

72 Ishiguro, K.; T. Ando; O. Maeda; N. Ohmiya; Y. Niwa; K. Kadomatsu; H. Goto. 2007. *Ginger ingredients reduce viability of gastric cancer cells via distinct mechanisms.* Biochemical and Biophysical Research Communities 362 (1): S. 218–223

73 Karna, P.; S. Chagani; S. R. Gundala; P. C. Rida; G. Asif; V. Sharma; M. V. Gupta; R. Aneja. 2012. *Benefits of whole ginger extract in prostate cancer.* British Journal of Nutrition 107 (4): S. 473–484

74 Kurapati, K. R. V.; T. Samikkannu; D. B. Kadiyala; S. M. Zainulabedin; N. Gundhi; S. S. Sathaye; M. A. Indap; N. Boukli; J. W. Rodriguez; M. P. N. Nair. 2012. *Combinatorial cytotoxic effects of Curcuma longa and Zingiber officinale on the PC-3M prostate cancer cell line.* Journal of Basic Clinical Physiology and Pharmacology 23 (4): S. 139–146

75 Suekawa, M.; A. Ishige; K. Yuasa; K. Sudo; M. Aburada; E. Hosoya. 1984. *Pharmacological studies on ginger. I. Pharmacological actions of pungent constituents, (6)-gingerol and (6)-shogaol.* Journal of Pharmacobiodynamics 7 (11): S. 836–848

76 Bera, K.; G. Nosalova; V. Sivova; B. Ray. 2016. *Structural Elements and Cough Suppressing Activity of Polysaccharides from Zingiber officinale Rhizome.* Phytotherapy Research 30 (1): S. 105–111

77 Ebd.

78 Ebd.

79 Ozgoli, G., M. Goli, F. Moattar. 2009. *Comparison of effects of ginger, mefenamic acid, and ibuprofen on pain in women with*

primary dysmenorrhea. Journal of Alternative and Complementary Medicine 15: S. 129–132

80 Maghbooli, *Comparison between the efficacy of ginger and sumatriptan in the ablative treatment of the common migraine.*

81 Cady, *A double-blind placebo-controlled pilot study of sublingual feverfew and ginger (LipiGesicTM M) in the treatment of migraine.*

82 Mahyari, S.; B. Mahyari; S. A. Emami; B. Malaekeh-Nikouei; S. P. Jahanbakhsh; A. Sahebkar; A. H. Mohammadpour. 2016. *Evaluation of the efficacy of a polyherbal mouthwash containing Zingiber officinale, Rosmarinus officinalis and Calendula officinalis extracts in patients with gingivitis: A randomized double-blind placebo-controlled trial.* Complementary Therapies in Clinical Practice 22: S. 93–98

83 Ozgoli, G., M. Goli, F. Moattar. 2009. *Comparison of effects of ginger, mefenamic acid, and ibuprofen on pain in women with primary dysmenorrhea.* Journal of Alternative and Complementary Medicine 15: S. 129–132

84 Lamxay, *Traditions and plant use during pregnancy, childbirth and postpartum recovery by the Kry ethnic group in Lao PDR.*

85 Vichith, H. J. de Boer; L. Bjork. 2011. *Traditions and plant use during pregnancy, childbirth and postpartum recovery by the Kry ethnic group in Lao PDR.* Journal of Ethnobiology und Ethnomedicine 7: S. 14.

86 Ghayur, *Ginger attenuates acetylcholine-induced contraction and Ca2+ signaling in murine airway smooth muscle cells.*

87 Ozgoli, G., M. Goli, F. Moattar. 2009. *Comparison of effects of ginger, mefenamic acid, and ibuprofen on pain in women with primary dysmenorrhea.* Journal of Alternative and Complementary Medicine 15: S. 129–132

88 Rahnama, P.; A. Montazeri; H. F. Huseini; S. Kianbakht; M. Naseri. 2012. *Effect of Zingiber officinale R. rhizomes (ginger) on pain relief in primary dysmenorrhea: a placebo randomized trial.* BMC Complementary and Alternative Medicine 12: S. 92

89 Willetts, K. E.; A. Ekangaki; J. A. Eden. 2003. *Effect of a ginger extract on pregnancy-induced nausea: a randomised controlled trial.* Australia and New Zealand Journal of Obstetrics and Gynaecology 43 (2): S. 139–144

90 Vutyavanich, T.; T. Kraisarin; R. Ruangsri. 2001. *Ginger for nausea and vomiting in pregnancy: randomized, double-masked, placebo-controlled trial.* Obstetrics and Gynecology 97 (4): S. 577–582

91 Pongrojpaw, D.; C. Somprasit; A. Chanthasenanont. 2007. *A randomized comparison of ginger and dimenhydrinate in the treatment of nausea and vomiting in pregnancy.* Journal of the Medical Association of Thailand 90 (9): S. 1703–1709

92 Mowrey, D. B.; D. E. Clayson. 1982. *Motion sickness, ginger, and psychophysics.* Lancet 1 (8273): S. 655–657

93 Grontved, A.; T. Brask; J. Kambskard; E. Hentzer. 1988. *Ginger root against seasickness: a controlled trial on the open sea.* Acta Oto-Laryngolica 105 (1–2): S. 45–49

94 Lien, H. C.; W. M. Sun; Y. H. Chen; H. Kim; W. Hasler; C. Owyang. 2003. *Effects of ginger on motion sickness and gastric slow-wave dysrhythmias induced by circular vection.* American Journal of Physiolology: Gastrointestinal and Liver Physiology 284 (3): S. G481–G489

95 Ryan, J. L.; C. E. Heckler; J. A. Roscoe; S. R. Dakhil; J. Kirshner; P. J. Flynn; J. T. Hickok; G. R. Morrow. 2012. *Ginger (Zingiber officinale) reduces acute chemotherapy-induced nausea: a URCC CCOP study of 576 patients.* Supportive Care in Cancer 20 (7): S. 1479–1489

96 Pillai, A. K.; K. K. Sharma; Y. K. Gupta; S. Bakhshi. 2011. *Antiemetic effect of ginger powder versus placebo as an add-on therapy in children und young adults receiving high emetogenic chemotherapy.* Pediatric Blood & Cancer 56 (2): S. 234–238

97 Dabaghzadeh, F.; H. Khalili; S. Dashti-Khavidaki; L. Abbasian; A. Moeinifard. 2014. *Ginger for prevention of antiretroviral-induced nausea and vomiting: a randomized clinical trial.* Expert Opinion on Drug Safety 13 (7): S. 859–866

98 Pongrojpaw, D.; C. Chiamchanya. 2003. *The efficacy of ginger in prevention of post-operative nausea and vomiting after outpatient gynecological laparoscopy.* Journal of the Medical Association of Thailand 86 (3): S. 244–250

99 Nanthakomon, T.; D. Pongrojpaw. 2006. *The efficacy of ginger in prevention of postoperative nausea and vomiting after major gynecologic surgery.* Journal of the Medical Association of Thailand 89 (Ausgabe 4): S. S130–S136

100 Chaiyakunapruk, N.; N. Kitikannakorn; S. Nathisuwan; K. Leeprakobboon; C. Leelasettagool. 2006. *The efficacy of ginger for the prevention of postoperative nausea and vomiting: a meta-analysis.* American Journal of Obstetrics & Gynecology 194 (1): S. 95–99

101 Geiger, J. 2005. *The essential oil of ginger, Zingiber officinale, and anaesthesia.* International Journal of Aromatherapy 15 (1): S. 7–14

102 Deng, X. Y.; J. S. Xue; H. Y. Li; Z. Q. Ma; Q. Fu; R. Qu; S. P. Ma. 2015. *Geraniol produces antidepressant-like effects in a chronic unpredictable mild stress mice model.* Physiology & Behavior 152 (Pt A): S. 264–271

103 Martinez, D. M.; A. Barcellos; A. M. Casaril; L. Savegnago; E. J. Lernardao. 2014. *Antidepressant-like activity of dehydrozingerone: involvement of the serotonergic and noradrenergic systems.* Pharmacology Biochemistry and Behavior 127: S. 111–117

104 Jagetia, G. C.; M. S. Baliga; P. Venkatesh; J. N. Ulloor. 2003. *Influence of ginger rhizome (Zingiber officinale Rosc) on survival, glutathione and lipid peroxidation in mice after whole-body exposure to gamma radiation.* Radiation Research 160 (5): S. 584–592

105 Kim, J. K.; Y. Kim; K. M. Na; Y. J. Surh; T. Y. Kim. 2007. *[6]-gingerol prevents UVB-induced ROS production and COX-2 expression in vitro and in vivo.* Free Radical Research 41 (5): S. 603–614

106 Iwasaki, *A nonpungent component of steamed ginger-[10]-shogaol-increases adrenaline secretion via the activation of TRPV1.*

107 Hursel, *Thermogenic ingredients and body weight regulation.*

108 Mansour, *Ginger consumption enhances the thermic effect of food and promotes feelings of satiety without affecting metabolic and hormonal parameters in overweight men.*
109 Deng, *Geraniol produces antidepressant-like effects in a chronic unpredictable mild stress mice model.*
110 Martinez, *Antidepressant-like activity of dehydrozingerone.*
111 Grady, C. L.; M. V. Springer; D. Hongwanishkul; A. R. McIntosh; G. Winocur. 2006. *Age-Related Changes in Brain Activity across the Adult Lifespan.* Journal of Cognitive Neuroscience 18 (2): S. 227–241
112 Saenghong, N.; J. Wattanathorn; S. Muchimapura; T. Tongun; N. Piyavhatkul; C. Banchonglikitkul und T. Kajsongkram. 2012. *Zingiber Officinale Improves Cognitive Function of the Middle-Aged Healthy Women.* Evidence-Based Complementary and Alternative Medicine 2012: S. 383062
113 Wu, *Effects of ginger on gastric emptying and motility in healthy humans.*
114 Yamahara, *Gastrointestinal motility enhancing effect of ginger and its active constituents.*
115 Gupta, *Reversal of pyrogallol-induced delay in gastric emptying in rats by ginger (Zingiber officinale).*
116 Black, *Ginger (Zingiber officinale) reduces muscle pain caused by eccentric exercise.*
117 Atashaka, S.; M. Peerib; M. A. Azarbayjanib; S. R. Stannard. 2014. *Effects of ginger (Zingiber officinale Roscoe) supplementation and resistance training on some blood oxidative stress markers in obese men.* Journal of Exercise Science & Fitness 12 (1): S. 26–30
118 Eldershaw, *Pungent principles of ginger (Zingiber officinale) are thermogenic in the perfused rat hind limb.*
119 Martinez, *Antidepressant-like activity of dehydrozingerone.*
120 Leelapornpisid, P.; R. R. Wickett; S. Chansakaow; N. Wongwattananukul. 2015. *Potential of native Thai aromatic plant extracts in antiwrinkle body creams.* Journal of Cosmetic Science 66 (4): S. 219–231.
121 Bhagavathula, N.; R. L. Warner; M. DaSilva; S. D. McClintock; A. Barron; M. N. Aslam; K. J. Johnson, J. Varani. 2009. *A combination of curcumin and ginger extract improves abrasion wound healing in corticosteroid-damaged hairless rat skin.* Wound Repair und Regeneration 17 (3): S. 360
122 Haghighi, *Comparing the effects of ginger (Zingiber officinale) extract and ibuprofen on patients with osteoarthritis.*
123 Bhagavathula, N.; R. L. Warner; M. DaSilva; S. D. McClintock; A. Barron; M. N. Aslam; K. J. Johnson, J. Varani. 2009. *A combination of curcumin and ginger extract improves abrasion wound healing in corticosteroid-damaged hairless rat skin.* Wound Repair und Regeneration 17 (3): S. 360
124 Maekawa, L. E.; M. C. Valera; L. D. de Oliveira; C. A. T. Carvalho; C. H. R. Camargo; A. O. C. Jorge. 2013. *Effect of Zingiber officinale*

and propolis on microorganisms and endotoxins in root canals. Journal of Applied Oral Science 21 (1): S. 25–31

125 Valera, M. C.; L. E. Maekawa; L. D. de Oliveira; A. O. C. Jorge; E. Shygei; C. A. T. Carvalho. 2013. *In vitro antimicrobial activity of auxiliary chemical substances and natural extracts on Candida albicans and Enterococcus faecalis in root canals.* Journal of Applied Oral Science 21 (2): S. 118–123

126 Maekawa, L. E.; M. C. Valera; L. D. de Oliveira; C. A. T. Carvalho; C. H. R. Camargo; A. O. C. Jorge. 2013. *Effect of Zingiber officinale and propolis on microorganisms and endotoxins in root canals.* Journal of Applied Oral Science 21 (1): S. 25–31

Register